EM BUSCA DO equilíbrio nutricional

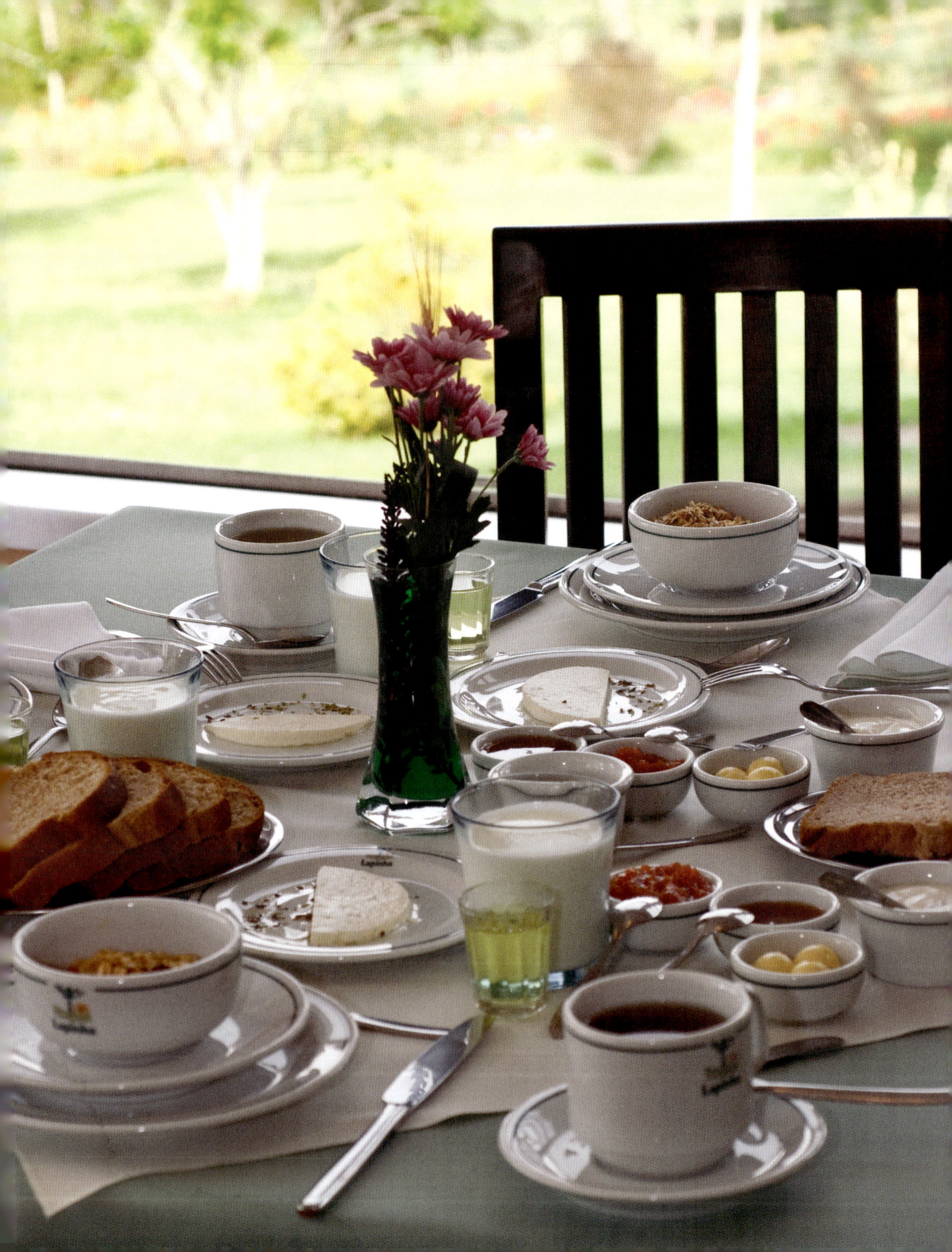

EM BUSCA DO equilíbrio nutricional

LAPINHA SPA – SUAS RECEITAS, SEUS SEGREDOS

Jona Haertel, Dieter Brepohl, Claudio de Lima Barbosa
e Waldinez Stanula Nogueira

TEXTO: FERNANDA THEDIM

FOTOS: SERGIO PAGANO

SENAC editora RIO

SISTEMA FECOMÉRCIO-RJ
SENAC RIO

Presidente do Conselho Regional
Orlando Diniz

Conselho Editorial
Julio Pedro, Marcos Vignal, Eduardo Diniz, Vania Carvalho, Wilma Freitas, Valéria Lima Rocha, Manuel Vieira e Elvira Cardoso

Editora Senac Rio
Rua Marquês de Abrantes, 99/2º andar
Flamengo – Rio de Janeiro
CEP: 22230-060 – RJ
comercial.editora@rj.senac.br
editora@rj.senac.br
www.rj.senac.br/editora

Publisher
Manuel Vieira

Editora
Elvira Cardoso

Produção editorial
Karine Fajardo (coordenadora)
Cláudia Amorim e Michele Paiva (assistentes)

Testagem das receitas
Mariluz Leineker, Arlete de Fátima Zbonik, Dalcioni Pereira Rodrigues, Salete Aparecida Zbonik Correa, Lis Cabascango e Lucy Klostermann Camargo

Padronização das receitas e cálculo nutricional
Waldinez Stanula Nogueira
Apoio
Astrid Pfeiffer e Carolina da Silva Nizer

Copidesque
Maria da Glória Carvalho

Produção das fotos e *food stylist*
Maria Luiza Ferrari e Sergio Pagano

Capa e diagramação
Marcela Perroni – Ventura Design

Projeto gráfico de miolo
Márcio Coutinho

Designer assistente
Fernanda Mello – Ventura Design

Tratamento de imagens e finalização de arquivos
Marcela Perroni – Ventura Design

Impressão
Walprint Gráfica e Editora Ltda.

1ª reimpressão: setembro de 2010
2ª reimpressão: julho de 2011

Alguns dos objetos usados nas fotos deste livro foram gentilmente cedidos por Roberto Simões, Lojas Havan, Cerâmica Luiz Salvador e Porcelana Schmidt.

Texto revisado segundo o Novo Acordo Ortográfico da Língua Portuguesa, em vigor no Brasil desde 2009.

CIP-BRASIL. CATALOGAÇÃO-NA-FONTE
SINDICATO NACIONAL DOS EDITORES DE LIVROS, RJ

E44

Em busca do equilíbrio nutricional: Lapinha Spa: suas receitas, seus segredos / Jona Haertel... [et al.]; texto de Fernanda Thedim ; fotografias de Sergio Pagano. – Rio de Janeiro: Ed. Senac Rio, 2010.

160p. : il. 18cm x 23cm
ISBN 978-85-7756-053-0

1. Lapinha Clínica Spa. 2. Culinária. 3. Dieta – Receitas. 4. Nutrição – Aspectos da saúde. 5. Corpo e mente. 6. Qualidade de vida. I. Haertel, Jona. II. Thedim, Fernanda.

09-3135.   CDD: 613.2
CDU: 613.2

A todos que, em sua busca por saúde, bem-estar e alimentação equilibrada e saborosa, encontram na Lapinha acolhida e inspiração para a vida.

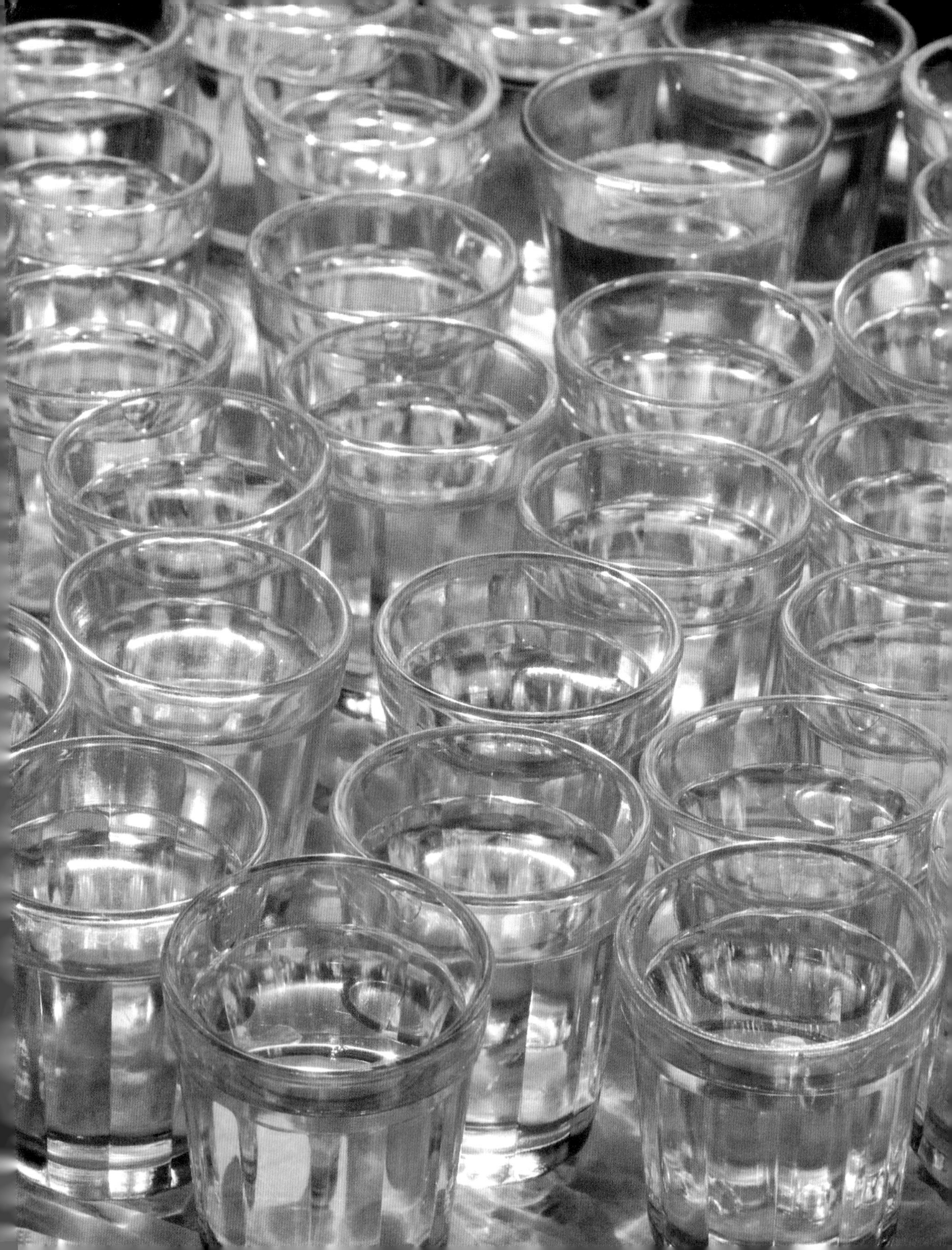

Sumário

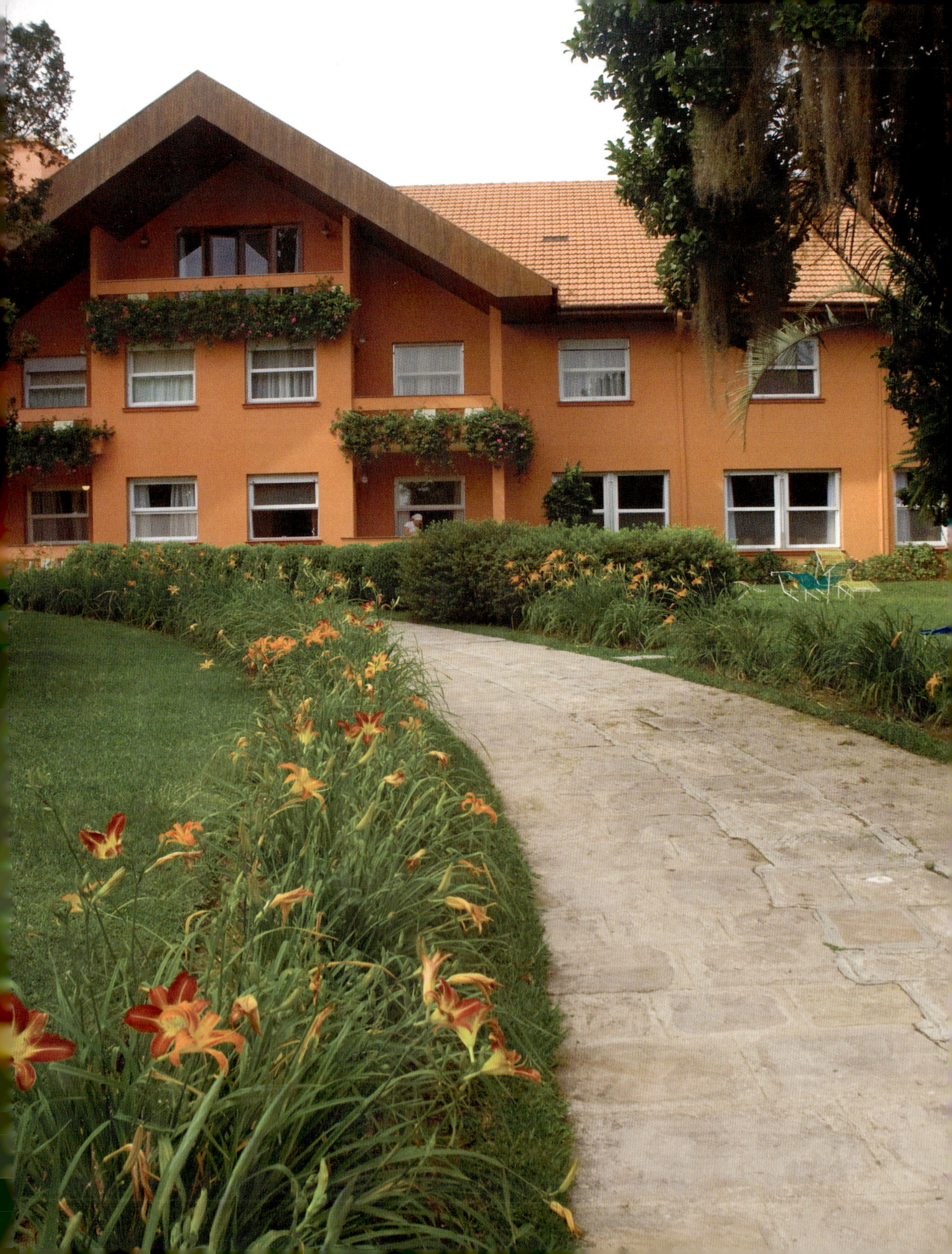

Apresentação

Ninguém parece pensar que a maneira errada de vivermos e de nos alimentarmos é a causa – às vezes, a única causa – das doenças e perturbações que nos acometem. Anos, dezenas de anos de um organismo prejudicado por alimentação defeituosa certamente levam a consequências funestas. O uso desmedido de álcool, café, chá, fumo, o empanturrar-se com carnes ou proteínas, gorduras e açúcares não podem mais ser negados em seus males. Estamos quantitativamente superalimentados e qualitativamente subnutridos.

MARGARIDA LANGER (1891-1978)

Aos 56 anos, Margarida Langer recebeu o diagnóstico: as fortes dores abdominais e a constante sensação de enjoo eram prováveis sintomas de colite e gastrite aguda. Estamos em 1947 e diante das limitações da medicina convencional – que até hoje desconhece métodos eficazes para sanar a inflamação destrutiva dos órgãos intestinais. A dona de casa brasileira decidiu buscar propostas terapêuticas alternativas que ajudassem a aliviar a constante sensação de mal-estar. Foi assim que conheceu a filosofia alimentar desenvolvida pelo médico suíço Maximilian Bircher-Benner, considerado o pai da Medicina Naturista moderna.

Bircher-Benner defendia métodos preventivos de promoção da saúde. Acreditava que não adiantava tratar apenas os sintomas. Era preciso trabalhar a resistência do organismo às doenças investindo em cinco pilares: a alimentação balanceada preparada com ingredientes orgânicos e consumida com bons hábitos; a ordenoterapia, que defende a recuperação do biorritmo natural do ser humano, ou seja, o respeito aos horários de alimentação, lazer e repouso; a fisioterapia, grande aliada no reencontro da aptidão física e consequente bem-estar; a hidroterapia, corrente defensora dos benéficos efeitos medicinais alcançados através de tratamentos com água; e, por fim, a fitoterapia, que faz uso dos princípios ativos das plantas para estimular o sistema de defesa do organismo.

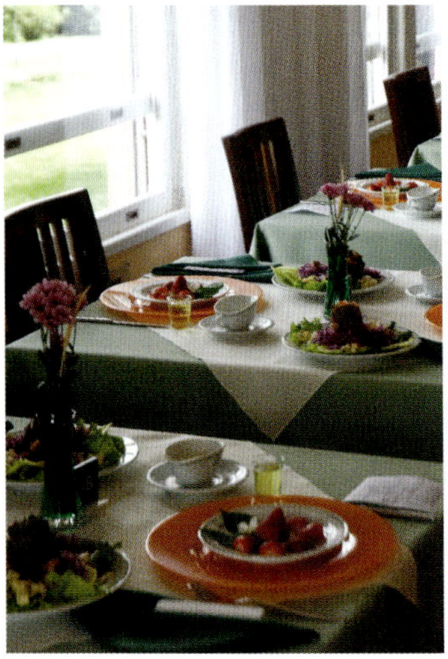

Depois de experimentar a cura e os benefícios à saúde obtidos com a reeducação de seus hábitos, Margarida Langer voltou da Suíça, em 1954, convicta de que era preciso difundir o pensamento do Dr. Bircher-Benner em sua comunidade. Começou a defender a ideia de que a sociedade moderna está se autoenvenenando e que é preciso conter esse quadro em busca de um futuro mais saudável para todos. Decide, então, unir forças e ir além: seu objetivo é inaugurar um espaço em que outras pessoas possam vivenciar e se beneficiar das propostas alimentares alternativas que provou.

Passaram-se vinte anos até que seu objetivo se concretizasse. Foi o tempo em que ela trabalhou para fertilizar a terra, criar uma horta organicamente sustentável, levar a estrutura básica de água, esgoto, meios de acesso e comunicação até o Lar Lapeano de Saúde, inaugurado em 1972. Distante 11 quilômetros do município paranaense da Lapa, e a 90 quilômetros de Curitiba, a propriedade batizada atualmente como Lapinha Spa, carinhosamente chamada pelos hóspedes apenas de Lapinha, ocupa um terreno de 214 alqueires cercado pela rica e abundante vegetação local, formada por florestas verdes e colinas de beleza singular.

Quem chega à Lapinha tem a impressão de familiaridade. Talvez seja pela arquitetura de inspiração suíça, pelos pinheiros que emolduram a paisagem, pelo ambiente pessoal e familiar, pelo atencioso carinho que se recebe dos funcionários de sorriso espontâneo a todo e qualquer contato. Ao longo de mais de três décadas, já passaram por esse cenário milhares de pacientes, que chegam em busca das melhorias na qualidade de vida difundidas pela visionária Margarida Langer com o apoio do médico Jona Haertel, que trabalhou para adaptar tais preceitos à realidade brasileira, criando técnicas em prol da promoção da saúde em tempos modernos.

FERNANDA THEDIM
Crítica de gastronomia da *Veja Rio*

Prefácio

Com base no crescente interesse de nossos pacientes em uma alimentação natural e acompanhando a tendência mundial voltada para a nutrologia como ferramenta para o tratamento de diversas doenças, escrevemos este livro da Lapinha Spa. Esta obra confere uma ênfase especial à abordagem mais ampla da alimentação natural e apresenta receitas que não constam do primeiro livro escrito por nós, além de trazer a pirâmide alimentar brasileira atualizada e um cardápio para quatro semanas, que tornará mais fácil a adesão a nossos princípios alimentares. Este livro prima pela belíssima apresentação dos pratos – muito bem elaborada por nossa eficiente equipe –, o que certamente despertará nos leitores mais prazer e deleite no processo alimentar. Este novo livro certamente enriquecerá o acervo de publicações de Medicina Naturista, área em que há escassez de artigos no campo da nutrologia. Precedendo as receitas, a obra traz informações sobre a mastigação – prática tão importante para a boa digestão – e dicas sobre a importância de se utilizar produtos integrais e naturais. Este livro é um aprimoramento da tese da Lapinha Spa de que a alimentação é um dos pilares mais importantes para o tratamento de doenças.

Dr. Jona Haertel
Diretor Clínico da Lapinha

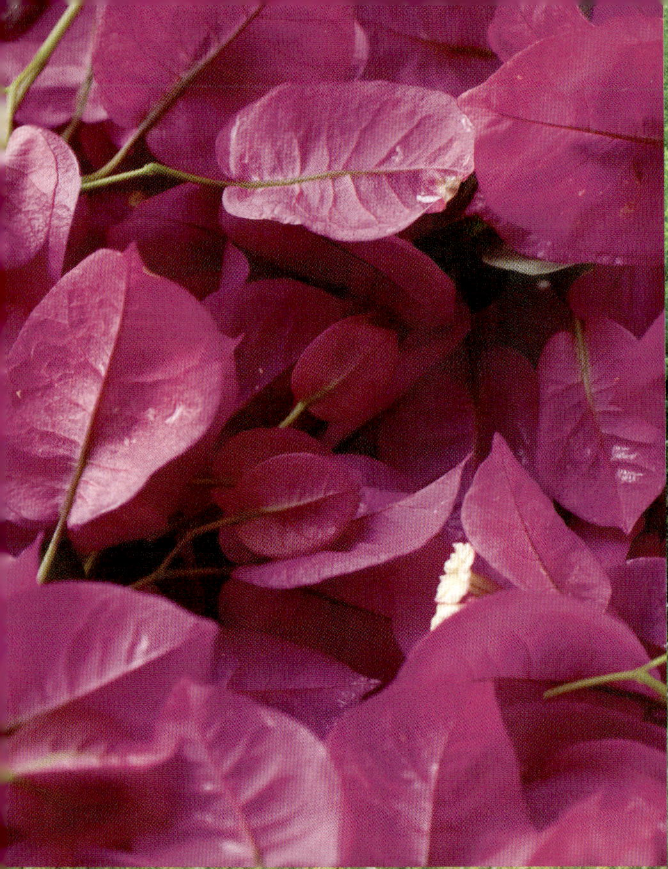
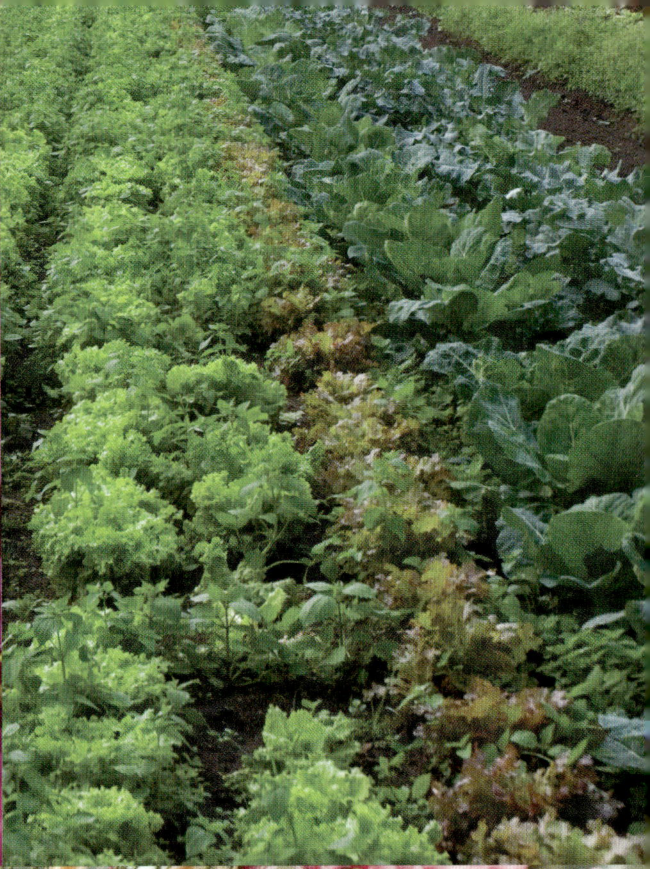
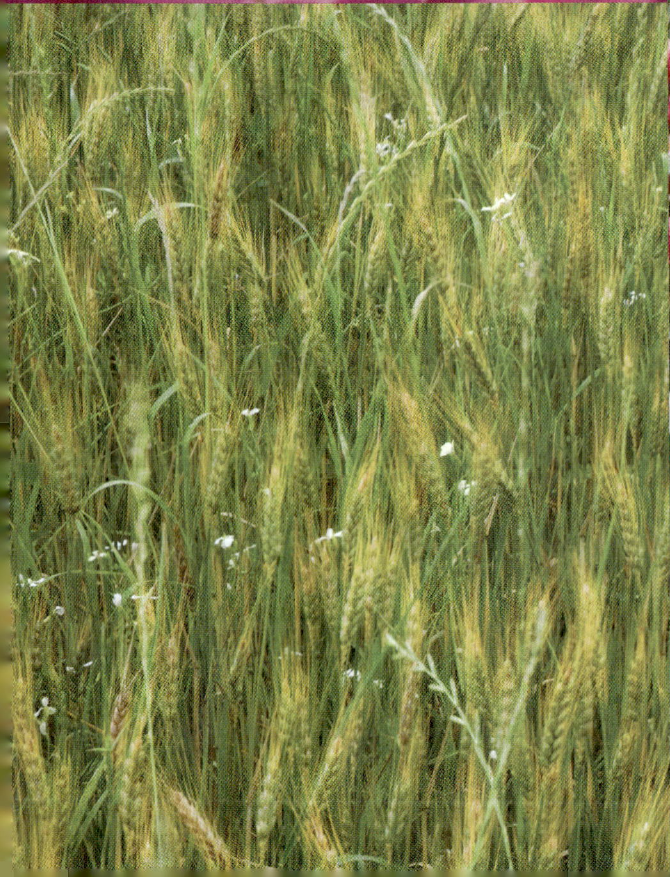
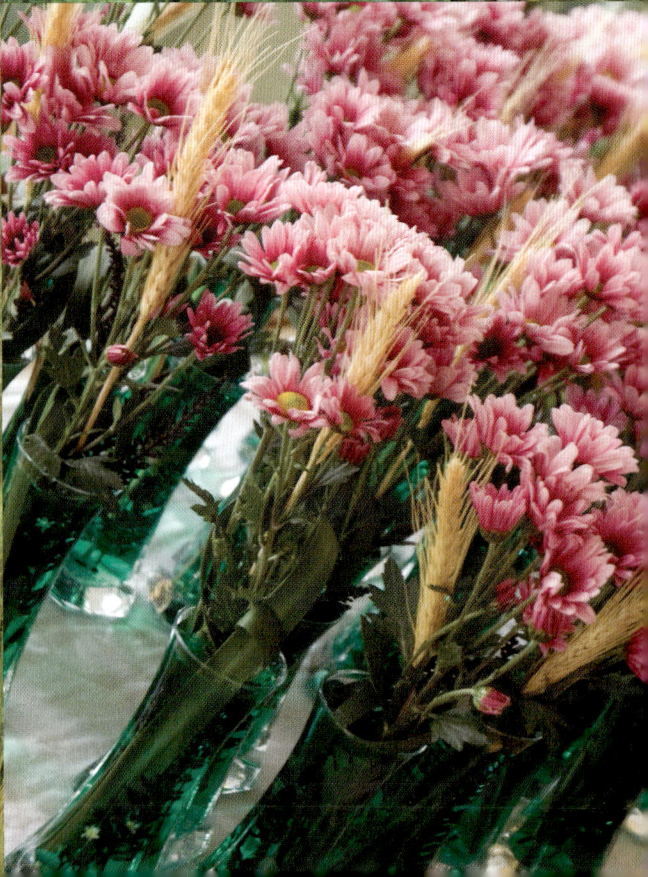

Os 20 segredos da Lapinha

1. Mastigar para saborear e ter mais saúde

Estudos recentes comprovam: uma alimentação saudável e equilibrada é capaz de prevenir doenças. Ou seja, comer é muito mais do que um ato social ou uma forma de nutrir o corpo para as atividades do dia a dia. É um investimento a longo prazo, na medida em que pode fortalecer e equilibrar o organismo e afastá-lo dos males causados pelos costumes típicos da sociedade contemporânea que adquirimos ao longo do tempo. Pequenas mudanças nos hábitos alimentares e a atenção à qualidade e à quantidade do que é ingerido trazem a sensação de bem-estar e o equilíbrio vital para o bom funcionamento do organismo.

Das dez doenças que mais matam no mundo, cinco podem estar diretamente relacionadas a uma dieta de má qualidade: obesidade, infarto, derrames, diabetes e câncer.

2. Mastigue, mastigue, mastigue...[1]

Esse é um dos elementos fundamentais para o sucesso de uma dieta alimentar. Por meio da mastigação lenta e prazerosa, pode-se ter saciedade precoce. Assim, ao comer menos, há menor tendência a ganho de peso, melhor digestão e mais saúde.

A mastigação ativa a salivação que, entre outras funções, dá início ao processo digestivo ainda na boca. É também responsável pela trituração dos alimentos: quanto menor estiverem, melhor será a digestão de seus nutrientes pelo intestino, contribuindo para a absorção. Com a mastigação apropriada, há tempo hábil para o organismo lançar mão de hormônios e sinalizadores que trazem saciedade.

Técnicas para mastigar bem

- Sente-se confortavelmente na cadeira. Relaxe e respire profundamente algumas vezes.
- Aprecie seu prato, perceba a quantidade, as cores, os formatos dos alimentos. Faça uma fotografia mental do que será ingerido e mande ao cérebro a mensagem de que a refeição será iniciada.
- Leve uma pequena quantidade de comida à boca e mastigue lentamente. Concentre-se nessa mastigação. No início, faça uma contagem mental do número de mordidas, para treinar. Deguste, sinta os sabores, as texturas, a temperatura do alimento.
- Enquanto mastiga, solte os talheres ao lado do prato. Coloque as mãos embaixo da mesa para resistir à vontade de ingerir mais uma porção sem ter terminado a mastigação da porção anterior. Só engula quando sentir que o alimento já está dissolvido. Só então dê outra garfada.
- No caso de biscoitos, bolos, doces, pães: coloque-os no prato cortados em pequenos pedaços. A cada mordida, descanse os talheres no prato.
- Não se disperse: evite assistir televisão, ler revistas, jornais ou falar ao telefone enquanto come.

1 BARBOSA, C.L. *Mastigação: um poderoso aliado da dietoterapia.* Itu: Ottoni, 2009.

Não repita!
Fome ou gula?, eis a questão. Observe as recomendações a seguir e avalie.

- Monte sua refeição e, antes de tocar nos talheres, considere cada detalhe do prato: cores, quantidades, disposição.
- Tente tirar uma fotografia imaginária de seu prato e guarde-a na memória.
- Inicie a refeição utilizando a técnica da mastigação.
- Ao terminar, se ainda houver o desejo de repetir, largue os talheres e volte a olhar para o prato. Tente se lembrar da fotografia mental, de tudo que já comeu.
- Agora se pergunte: "Preciso realmente comer mais? Não foi suficiente? Ainda estou com fome? A que horas será minha próxima refeição?"

3. Menu degustação

Pode parecer estranho, mas faz sentido: comece a refeição com uma porção de fruta. Além de saturar as papilas gustativas para a sensação doce, o que tira a necessidade de um docinho depois da refeição, a frutose (açúcar da fruta) vai direto para a circulação sanguínea, ajudando a controlar a gula. A fruta também diminui a probabilidade de fermentação digestiva, o que provoca o acúmulo de toxinas e gases quando o doce é consumido logo após a refeição. Use garfo e faca para ingerir as frutas, seguindo as técnicas de mastigação descritas.

A seguir coma uma salada que ocupe, no mínimo, um prato de sobremesa. Abuse das folhas, de várias cores e formatos, e procure caprichar na combinação de verduras e legumes. Assim, você aumentará a probabilidade de a refeição se prolongar por pelo menos 20 minutos e também propiciará maior ingestão de alimentos crus, o que é extremamente benéfico. Só então, depois da salada, é hora do prato quente, que, a essa altura, já será consumido de forma moderada.

4. Ficar mais de quatro horas sem comer engorda

Dieta é sinônimo de passar fome? Pular refeições emagrece? O que acontece quando o organismo fica muito tempo sem receber alimento? Uma das possíveis consequências é a hipoglicemia, a queda acentuada do nível de açúcar no sangue, que pode causar irritabilidade, tonturas, dor de cabeça e... fome. O apetite se torna voraz, comprometendo, dessa forma, não apenas a velocidade da mastigação, que tende a acelerar, mas também a seleção e a quantidade de alimentos que será ingerida. É nessa hora que se torna fácil cair na tentação de devorar o que estiver pela frente, seja um pacote de biscoito, seja uma barra inteira de chocolate, por exemplo.

Em reação aos jejuns prolongados, o corpo inicia naturalmente um processo de autodefesa: começa a poupar energia. A consequência imediata é a desaceleração do metabolismo, ou seja, as calorias são gastas de forma mais lenta. Para suprir longos períodos sem a ingestão de energia, o corpo passa também a absorver maiores quantidades de gorduras dos alimentos, como se estivesse criando uma reserva. (Ver box da p. seguinte.)

Calcula-se que as pessoas que jejuam acabam por consumir 30% a mais de comida do que o necessário após o período de jejum.

5. Ainda com fome depois de um pacote de biscoitos?

Por que duas horas depois de ingerir uma barra de chocolate ou um cachorro-quente, a fome já está de volta? Isso acontece por conta do índice glicêmico, responsável por medir o potencial que cada alimento tem de aumentar a carga de glicose (açúcar) no sangue. Se ele é alto, como no caso dos alimentos citados, o nível de açúcar no sangue é rapidamente elevado e cai na mesma velocidade, promovendo uma falsa sensação de saciedade que não dura mais do que duas horas. No entanto, se o índice glicêmico é baixo, o organismo se mantém satisfeito por mais tempo exatamente porque a digestão se prolonga por um período maior.

A ingestão de alimentos com alto índice glicêmico também faz com que o corpo produza grandes quantidades de insulina para equilibrar o nível de açúcar no organismo. Como nossa necessidade de insulina é limitada, o excesso é convertido em ácidos gordurosos e triglicérides, que são armazenados pelo corpo na forma de gordura. Controlando a produção desse hormônio por meio da supervisão do índice glicêmico dos alimentos que consumimos, é possível, além de perder peso, prevenir problemas cardiovasculares e doenças como a diabetes. (Ver box da p. seguinte.)

Preste atenção

Procure estabelecer horários regulares para fazer as refeições, programando lanches leves e saudáveis nos intervalos, que podem ser frutas frescas, iogurtes desnatados, barras de cereais. Tenha sempre um alimento desses à mão para evitar que seu organismo passe mais do que quatro horas sem ser abastecido, tempo que o ciclo da fome leva para se iniciar novamente. Assim, o organismo ficará educado a não sentir fome fora dos horários das refeições, e a probabilidade de cometer um deslize diminuirá.

6. Se comer, não beba

A ingestão de líquidos durante a refeição contribui para que o alimento seja engolido com maior facilidade, prejudicando a mastigação. A produção de saliva, que possui enzimas que vão atuar no processo digestivo, também fica deficiente. Ao chegar ao estômago, o líquido ainda dilui o suco gástrico, responsável por uma digestão sadia. Como consequência, a sensação de saciedade demora mais a chegar, a quantidade de alimento a ser ingerida aumenta e o processo digestivo torna-se mais lento e difícil. Conclusão: a ideia de que líquido junto às refeições ajuda a engordar é verdadeira.

Fique de olho:

Alimentos de alto índice glicêmico
Abacaxi
Açúcar
Arroz branco
Baguete
Batata assada
Batatas cozidas no vapor
Beterraba
Corn flakes
Croissant
Farinha de trigo branca
Melancia
Muffins
Pão branco
Pão de hambúrguer
Passas
Pizza de queijo
Sorvete
Suco de laranja
Waffle

Alimentos de moderado índice glicêmico
Arroz integral
Arroz parboilizado
Aveia
Banana
Batata-doce
Bolo de banana
Cenoura
Inhame
Kiwi
Laranja
Macarrão
Manga
Mel
Pão de centeio ou integral
Uva

Alimentos de baixo índice glicêmico
Ameixa
Amendoim
Cereja
Cevada
Damasco seco
Farelo de trigo e de aveia
Feijão
Hortaliças em geral
Iogurte e laticínios em geral
Leite de soja
Leite desnatado
Leite integral
Lentilhas
Maçã
Pera
Soja
Trigo-sarraceno

Regra básica: líquidos só devem ser ingeridos até 20 minutos antes das refeições ou 50 minutos depois.

7. Prefira os crus

Além de serem ricos em vitaminas, sais minerais e fibras, energizar e desintoxicar, regular a pressão arterial, diminuir a necessidade de insulina, ativar a circulação e auxiliar na formação do sangue, os alimentos crus também são mais facilmente digeridos. Isso porque eles carregam as enzimas necessárias para sua própria digestão. Quando são cozidos, fervidos, enlatados ou pasteurizados, algumas enzimas naturais são destruídas, o que obriga o organismo a usar durante a digestão suas próprias reservas enzimáticas, que poderiam ser utilizadas em atividades mais importantes como a manutenção do sistema imunológico e a eliminação de radicais livres e toxinas.

8. Aumente o consumo de fibras

As fibras são compostos de origem vegetal sem qualquer valor nutricional; porém, são extremamente benéficas à saúde e devem estar presentes em todas as refeições. Encontradas em verduras, legumes, frutas e grãos, elas ajudam a regular o sistema intestinal e colaboram para a redução do colesterol ruim do corpo, contribuindo para a diminuição do risco de doenças cardiovasculares.

Quem busca emagrecimento encontra nas fibras uma importante aliada. Elas fazem o aparelho digestivo trabalhar mais, ou seja, queimar mais energia para realizar a digestão, aumentando o metabolismo, além de regular a absorção de açúcares e gorduras no intestino. Ao diminuir a velocidade da digestão, as fibras tornam o índice glicêmico da refeição mais baixo, aumentando a sensação de saciedade por mais tempo. Numa refeição sem fibras, os carboidratos são rapidamente digeridos, o que resulta num pico de insulina que traz rapidamente, como consequência, o cansaço e o retorno da sensação de fome.

Os cereais perdem até 95% das suas fibras quando são refinados.

9. Para que frituras?

Carregados de gorduras saturadas e trans, os alimentos fritos têm alto valor calórico, além de contribuírem para elevar o colesterol e os triglicerídios no sangue, predispondo o indivíduo a doenças cardiovasculares. Como são de difícil digestão, ainda desaceleram o metabolismo fazendo com que o corpo passe a queimar calorias em ritmo mais lento.

É necessário ficar de olho em outro tipo de gordura: a hidrogenada, muito comum em alimentos industrializados e ainda mais maléfica do ponto de vista cardiovascular. Presente não só nas frituras, mas também em biscoitos, sorvetes, chocolates e fast-food, elas aderem às paredes das artérias e formam placas que as obstruem, provocando infartos, derrames, diabetes e outras doenças.

Prefira os óleos de canola, girassol ou gergelim: eles possuem o mesmo valor calórico dos demais, mas contêm gordura monoinsaturada, que ajuda a diminuir o nível de colesterol no sangue.

Alimentos assados têm um terço das calorias de alimentos fritos.

10. Diminua o consumo de sal

A quantidade recomendada de sal é de 5 gramas ao dia, o equivalente a uma colher de chá. No entanto, é sabido que os brasileiros têm o hábito de consumir o dobro ou mais. A ingestão em excesso do cloreto de sódio pode elevar a pressão arterial e sobrecarregar os rins. Responsável por filtrar e excretar o sal, o órgão tem seu funcionamento prejudicado com o consumo exacerbado do produto, pois passa a trabalhar sob uma pressão maior, o que pode converter-se até na formação do cálculo renal.

Cuidado com enlatados, alimentos em conserva e embutidos, ricos em sal.

Prefira o sal marinho, que possui sabor mais forte e, portanto, pode ser utilizado em menores quantidades.

Fique atento ao rótulo dos alimentos: ele indica a quantidade de sódio e não de sal (2,4 gramas de sódio = 6 gramas de sal).

Compare:

	Arroz integral*	Arroz branco*
Proteínas	7,5g	6,7g
Cálcio	32mg	24mg
Fósforo	221mg	94mg
Ferro	1,6mg	0,3mg
Potássio	214mg	92mg
Sódio	9mg	5mg
Vitamina B1	0,34mg	0,07mg
Vitamina B2	0,05mg	0,03mg
Vitamina B3	4,7mg	1,6mg

* (por 100 gramas)

11. As vantagens dos integrais

Os grãos integrais são aqueles que ainda não passaram pelo processo de refino, conservando o germe e a casca intactos. Por isso, possuem valores nutricionais muito mais altos, colaboram para saciar a fome e são ricos em fibras, que ajudam a eliminar a gordura do organismo, contribuindo para a redução do colesterol ruim e para o bom funcionamento do intestino.

Em contrapartida, os alimentos refinados podem levar aditivos químicos durante o processo de empobrecimento nutricional. Possuem altíssimo índice glicêmico, que, além de não saciar a fome, aumenta a produção de insulina, cortisol e adrenalina, provocando a aceleração do estresse e a promoção da gordura abdominal, a mais prejudicial à saúde.

12. Vale pagar o preço dos orgânicos?

Produzidos segundo métodos que promovem a preservação do meio ambiente – sem adição de substâncias químicas –, os alimentos orgânicos cultivam suas qualidades nutricionais originais. Contêm até 65% a mais de cálcio, 73% de ferro, 118% de magnésio, 178% de molibdênio, 91% de fósforo, 125% de potássio e 60% de zinco, além de possuírem 29% a menos de mercúrio que os alimentos convencionais.

Como resultado do hábito de consumir alimentos orgânicos regularmente, é possível observar maior resistência a resfriados e outras doenças, menor incidência de alergias e melhoria no sistema digestivo em geral. Alimentos como o milho e o morango ainda apresentam níveis significativamente mais altos de antioxidantes, podendo combater enfermidades cardiovasculares e atenuar as consequências do envelhecimento.

13. Tire partido dos alimentos funcionais

Além da capacidade nutricional, os alimentos funcionais possuem propriedades terapêuticas capazes de fornecer benefícios à saúde. Podem melhorar o sistema imunológico, fazendo com que o organismo crie defesas contra micro-organismos; protegem contra a oxidação provocada pelos radicais livres, auxiliando no combate a várias doenças como diabetes e câncer; atuam na prevenção de doenças do coração, da hipertensão arterial e do aumento das taxas de triglicerídios.

Ache o seu alimento funcional

Substância	Fontes alimentares	Benefícios à saúde
Ácidos graxos/Ômega 3	Peixes de águas frias com alto teor de gordura, óleos vegetais (linhaça)	Prevenção de doenças cardiovasculares; prevenção e controle de doenças autoimunes e inflamatórias
Esteróis/Estanóis vegetais	Milho, soja, trigo	Redução do risco de doenças cardiovasculares; diminuição da absorção de colesterol
Flavonoides	Uva, amora, framboesa, frutas cítricas, brócolis, repolho, chá-verde, soja	Efeito antioxidante: ação sobre a formação de radicais livres e diminuição dos níveis de LDL-colesterol. A soja ainda proporciona alívio das ondas de calor em mulheres na menopausa
Antocianinas	Frutas em geral (principalmente as de coloração vermelho-escura e roxa)	Prevenção de doenças cardiovasculares e câncer
Catequinas	Uva, morango, chá-verde, chá-preto	Atividade antioxidante e inibição da formação de ateromas; prevenção de certos tipos de câncer
Limonoides	Frutas cítricas	Estímulo à produção de enzimas protetoras contra o câncer e redução do colesterol
Resveratrol e quercetina	Casca de uva, vinho tinto, maçã	Redução do risco de doenças cardiovasculares; inibição da formação de carcinógenos, coágulos e inflamações
Isoflavonas	Soja, leguminosas, amendoim, alcaçuz, legumes e ervilha	Alívio dos sintomas da menopausa; redução do risco de doenças cardiovasculares e osteoporose; redução do risco de câncer de mama e de próstata
Proteínas da soja	Soja e derivados	Redução do risco de doenças cardiovasculares
Betaglucana	Aveia, cevada, legumes e alguns outros grãos	Controle da glicemia e do colesterol sérico
Isotiocianatos e indol	Brócolis, repolho, couve-flor, rabanete e folha de mostarda	Aumento da atividade de enzimas (tipo 2) protetoras contra carcinogênese
Licopeno	Tomate, goiaba, melancia	Atividade antioxidante, redução do risco de doenças cardiovasculares; proteção contra câncer, principalmente o de próstata
Luteína e zeaxantina	Folhas verdes (luteína), pequi e milho (zeaxantina)	Proteção contra a degeneração macular; manutenção de uma boa visão
Lignanas	Linhaça	Inibição de tumores hormônio-dependentes
Sulfetos alílicos (alil sulfetos)	Alho e cebolas	Redução do risco de doenças cardiovasculares; estímulo à produção de enzimas protetoras contra o câncer gástrico
Fibras/prebióticos (fibras insolúveis e solúveis frutooligossacarídeos, inulina etc.)	Grãos integrais, frutas e vegetais em geral	Melhora da saúde intestinal; redução do risco de câncer do cólon; controle do colesterol
Probióticos (bifidobactérias e lactobacilos)	Leites fermentados, iogurtes	Melhora da saúde intestinal; redução do risco de câncer do cólon; melhora da intolerância à lactose

Fonte: Sociedade Brasileira de Alimentos Funcionais.

14. Use e abuse de ervas na cozinha

Além de agregar sabor e aroma aos alimentos, os condimentos possuem, em sua composição química, elementos importantes para a saúde, como vitaminas, sais minerais, óleos essenciais e princípios ativos específicos que podem ser utilizados para fins terapêuticos – são empregados inclusive na indústria farmacêutica.

As ervas e especiarias devem ser armazenadas em recipientes a vácuo. A maioria das especiarias suporta bem o armazenamento por cerca de um ano, duas vezes mais que as ervas secas, que têm vida útil de seis meses.

Ao gosto do cliente

Açafrão (*Crocus sativus L*) O açafrão é uma planta bulbosa com flores de cor lilás, de cujo estigma é extraído o tempero conhecido como açafrão propriamente dito. Também chamado de açafrão-verdadeiro, açafrão-oriental, flor-da-aurora e flor-de-hércules, é digestivo, carminativo, antiespasmódico e hemenagogo. Combate a tosse causada pela bronquite crônica, a ansiedade e a insônia. Em doses altas, é tóxico, abortivo e produz graves transtornos nervosos e renais. Para a obtenção de 1 quilo de açafrão são necessárias 100 mil flores, o que faz com que seja um tempero caríssimo. Na culinária, é usado há séculos em molhos, arroz e aves.

Alecrim *(Rosmarinus officinalis)* Muito útil em caso de debilidade cardíaca, é excitante do coração e do estômago. Combate flatulência, males do fígado, dos rins e dos intestinos. O chá de alecrim é bom para combater tosse, para asma e gripe. No uso culinário, o alecrim não deve ser combinado com outras ervas, em razão de seu sabor peculiar. Rico em tanino e com fragrância marcante, suas folhas finas e escuras têm aplicações na culinária desde tempos remotos, particularmente utilizado em frangos e carnes grelhados ou assados. Tanto fresco quanto seco, é indispensável na preparação de pratos da cozinha portuguesa. De aroma fresco, que lembra o pinho, confere sabor especial a aves, molhos e sopas de tomate, frutos do mar, carnes, patês, berinjelas, batatas, couves-flores, pães, sucos e saladas de frutas.

Alfavaca ou manjericão (*Ocimum basilicum*) Originário da Ásia e cultivado desde tempos antigos na Europa mediterrânea, o manjericão tem propriedades antissépticas, cura feridas e hematomas. Na culinária, as folhas são usadas para temperar legumes e recheios de aves. Principal ingrediente do molho pesto, também aromatiza vinagres e, quando adicionado no final do cozimento, dá mais sabor e força a sopas e carnes.

Alho (*Allium sativum*) O que mais se destaca na composição nutricional do alho são os altos teores dos elementos zinco e selênio, ambos metais antioxidantes. No organismo humano, esses nutrientes estão envolvidos no funcionamento do sistema imunológico. O alho apresenta atividade antiviral. Nesse sentido, seu consumo também é indicado para casos de resfriado, gripe e nas viroses em geral. O aroma do alho é um dos mais estimulantes da cozinha mas, se for cozinhado de forma errada, pode estragar um prato. O erro mais comum é cozinhar o alho em fogo alto, pois ele queima rapidamente, e seu gosto torna-se amargo. Ao saltear, fritar ou refogar o alho, deve-se sempre ter bastante cuidado para que não queime.

Anis (*Pimpinella anisum*) Originária do Oriente Médio, a semente de anis favorece as secreções salivares, gástricas e a lactação. É indicada em dispepsias nervosas, enxaquecas de origem digestiva, cólicas infantis, deficiências cardiovasculares (palpitações e angina), asma e espasmos brônquicos, além de aumentar a produção de leite materno. O uso prolongado deve ser evitado, pois pode causar intoxicação e confusão mental.

Canela (*Cinnamomum zeylanicum*) Originária do Sri Lanka, sudeste da Índia, a canela é um tempero aromático que estimula a circulação e o coração, além de aumentar a pressão arterial. Provoca a contração de músculos e do útero, por isso é hemenagoga. Na culinária, é usada para aromatizar doces – fica deliciosa sobre banana cozida. A canela em rama é utilizada no preparo de picles, frutas assadas, compotas, molhos de tomate e no cozimento de legumes.

Cebola (*Allium cepa*) A cebola é a base de todos os temperos, oferece um sabor especial e combina com quase todos os tipos de pratos. Pode ser considerada uma auxiliar do organismo na defesa contra infecções; ao mesmo tempo, elimina eventuais substâncias tóxicas por meio dos rins, resultado da ação de seus sais minerais, principalmente o fósforo, ferro e cálcio e as vitaminas do complexo B e C. É indicada para abrir o apetite; regulariza enfermidades do estômago; é ótima contra prisão de ventre, inchaços de qualquer natureza, problemas de pele, garganta, ossos (reumatismo), intestino; e, além de tudo isso, é diurética.

Cravo-da-índia (*Syzygium aromaticum L.*) A primeira indicação do uso do cravo-da-índia como condimento, remédio e elemento básico para elaboração de perfumes especiais e incensos aromáticos vem da China. De sabor adocicado, é comercializado integralmente e bastante utilizado na culinária, servindo ao preparo de doces e salgados. Foi atrás de especiarias como essa que Vasco da Gama abriu a rota marítima para as Índias no século XV. Contém eugenol, óleo essencial que apresenta efeitos anti-inflamatório, cicatrizante e analgésico, além de ser eficaz na eliminação de bactérias presentes na boca. Não se deve exagerar no consumo do cravo. Ele pode irritar a mucosa bucal. Além disso, quem tem o estômago mais sensível também deve usá-lo com moderação.

Cúrcuma (*Curcuma longa*) O cúrcuma é originário da Índia e é conhecido também como açafrão-da-índia, açafroa, açafrão-da-terra, açafrão-de-raiz e falso-açafrão. Trata-se de uma planta não muita alta, da família do gengibre, com folhas largas e flores amarelas. É na sua raiz, de cor laranja-brilhante, que se encontra a concentração de seu aroma e cor. Depois de seca, a raiz é moída. Assim como o gengibre, o cúrcuma é um ingrediente essencial do curry em pó. Deve ser usado com moderação: uma pitada já é suficiente. Muito empregado na culinária asiática, colore molhos, manteigas, queijos, bebidas e conservas.

Curry O curry ou caril é muito utilizado na culinária de países asiáticos. Consiste numa mistura de ervas e sementes como cravo-da-índia, gengibre, cardamomo, mostarda, pimenta vermelha e açafrão. Os componentes do curry podem variar dependendo do uso.

Endro (*Anethum graveolens*) Também chamado de dill, o endro é membro da família da salsa, composto por folhas secas e frágeis. Seu distinto sabor pode ser destaque em qualquer prato, mas deve ser usado com moderação. Combate ânsias de vômito e cura inflamações de garganta. Ameniza flatulência, cólicas intestinais e de estômago.

Estragão (*Artemisia dracunculus*) O estragão é um tempero típico da culinária francesa, utilizado para realçar o sabor de certos ingredientes e alimentos. O sabor da folha de estragão é adocicado e, ao mesmo tempo, levemente picante, lembrando o cheiro e o gosto do funcho. As folhas do estragão, assim como as de outras ervas utilizadas na culinária, podem ser usadas tanto verdes e frescas quanto secas, dependendo, sobretudo, do que exige a receita. O estragão seco perde o sabor acentuado da folha fresca. Tem propriedades digestivas e tonificantes, e sua infusão é ótima para amenizar cólicas intestinais.

Gengibre (*Zingiber officinalis*) Com folhas em forma de lança e raízes de aspecto característico e inconfundível, o gengibre é uma planta ancestral que, em razão de suas propriedades, diz-se ser proveniente do Jardim do Éden. O nome *zingiber* deriva de uma palavra de origem sânscrita que significa "forma de chifre", em referência ao formato da raiz da planta. Utilizado como especiaria por possuir aroma e sabor muito característicos, a raiz de gengibre é também usada medicinalmente com diversos fins. Rico em óleo essencial, o gengibre, por causa da natureza de seus constituintes, tem ação estimulante da secreção salivar e gástrica, aumentando o tônus da musculatura intestinal e o peristaltismo, sendo essas ações atribuídas às substâncias picantes. Além disso, o gengibre é também um excelente antiemético natural, auxiliando no combate aos enjoos de viagem. Possui ainda efeito positivo em situações de problemas respiratórios (gripes e constipações), como excelente antisséptico e anti-inflamatório. Em razão de suas características pungentes (picantes), o gengibre é também um estimulante circulatório. A medicina tradicional chinesa utiliza amplamente essa planta, inclusive para tratamento de enjoos em grávidas, sem qualquer tipo de advertência. Contudo, para gestantes, é sempre conveniente o aconselhamento médico. Os orientais costumam ainda aplicar compressas de gengibre sobre zonas dolorosas, para aliviar dores articulares e musculares.

Hortelã (*Mentha sativa*) Originária do Oriente, adaptou-se na Europa antes mesmo da civilização romana. Seu óleo, o mentol, é largamente utilizado na indústria farmacêutica e também na fabricação de confeitos e licores. A hortelã geralmente é usada em pratos árabes, pois são os que mais combinam com ela. Exemplos clássicos são o tabule e o quibe. Pode ser usada em diversas bebidas, como suco de abacaxi e chás gelados. O chá de hortelã, feito das folhas, é um conhecido diurético, digestivo e vermífugo, além de combater a dor de estômago. Nas folhas, há presença de vitaminas A, C e do complexo B, além dos minerais cálcio, fósforo, ferro e potássio.

Louro (*Laurus nobilis*) A Grécia antiga coroava seus heróis com uma coroa de suas folhas. O louro é um santo remédio contra má digestão e ressaca alcoólica, doenças de fígado e estômago. Remova as folhas antes de servir.

Manjerona (*Origanum majorana L.; Majorana hortensis M.*) Originária do Oriente, a manjerona foi trazida ao Brasil pela imigração italiana. É muito parecida com o orégano; porém, tem sabor mais suave. A mitologia grega faz referência à manjerona como a erva preferida de Afrodite, a deusa do amor, que a teria usado para curar as feridas de Eneias. Aliás, para o povo grego, a planta era símbolo da felicidade, tanto que era plantada na frente das casas como sinal de boas-vindas. O responsável pelas propriedades medicinais da manjerona é seu princípio ativo, constituído por tanino e óleo essencial, que garante o efeito expectorante e digestivo.
Com tantas virtudes fitoterápicas e aromáticas, a manjerona acabou chegando à cozinha. De odor penetrante, sabor quente e levemente picante, a manjerona pode substituir o tomilho (ou ser combinada a ele) em algumas receitas, sendo o condimento preferido para temperar assados. Nas pizzas e molhos de tomate, cumpre com louvor a função do orégano. É preciso observar, contudo, que a manjerona é mais doce e perfumada que essas ervas.

Noz-moscada (*Myristica fragrans*) A noz-moscada é uma miristicácea originária do Oriente. Produz frutos carnudos como pêssegos, que alojam uma semente ovalada que, seca, é largamente utilizada na culinária. De odor forte e sabor ligeiramente picante, utiliza-se o pó da semente para aromatizar molhos, purês, assados e ensopados. Em grão ou moída, é ideal para molho bechamel, carnes, legumes, sopas, no recheio de massas, bolos, biscoitos, tortas, waffles e em bebidas com leite quente ou gelado. Digestiva e antirreumática, é muito utilizada contra pressão alta.

Orégano (*Origanum vulgare*) Na Grécia antiga, o orégano era uma erva muito valorizada. A palavra orégano tem origem grega e significa "alegria da montanha". Para os gregos, a erva tinha o poder mágico de trazer felicidade. Muito utilizado para aromatizar pizzas, feijão-branco, berinjela, queijos para aperitivos e molhos à base de tomate. Seus princípios ativos ajudam a combater dispepsia, enjoos e flatulência, por estimularem as funções gástricas e biliares. Além disso, é diurético.

Páprica Também conhecida como colorau, a páprica é a especiaria resultante do pimentão-doce depois de seco e moído, e é muito usada na culinária – bastante comum em pratos de origem húngara e espanhola. A páprica dá um toque especial, sem apimentar muito, a pratos como salada de batatas e frutos do mar.

Sálvia (*Salvia officinalis*) Oriunda da Europa mediterrânea. Gregos e romanos acreditavam que essa planta poderia curar todas as doenças. Erva hipoglicemiante, não é tão amarga como outras e ainda tem ação antisséptica, adstringente e estimulante. Usada como desodorante, tem a capacidade de fechar os poros e reter a sudorese. É contraindicada durante a gravidez e a lactação. O sabor da sálvia fresca é mais forte que o da sálvia seca; entretanto, combina com carnes de animais silvestres, aves e recheios.

Tomilho (*Thymus vulgaris*) O tomilho é originário dos países banhados pelo mar Mediterrâneo. Seu nome deriva do grego *thymus*, que significa coragem. Nos templos da Grécia antiga, era utilizado como incenso e representava graça e elegância. Fazia parte da lista de ingredientes usados pelos egípcios para embalsamar e mumificar os corpos. Na Roma antiga, os soldados se banhavam com tomilho para adquirir coragem. Rico em vitaminas C e do complexo B e em magnésio, é considerado digestivo, vermífugo e estimulante. Tem propriedades broncoespasmódica, expectorante, digestiva e cicatrizante. Por ser extremamente perfumado, de sabor picante e amargo e muito marcante, deve ser usado com moderação na culinária.

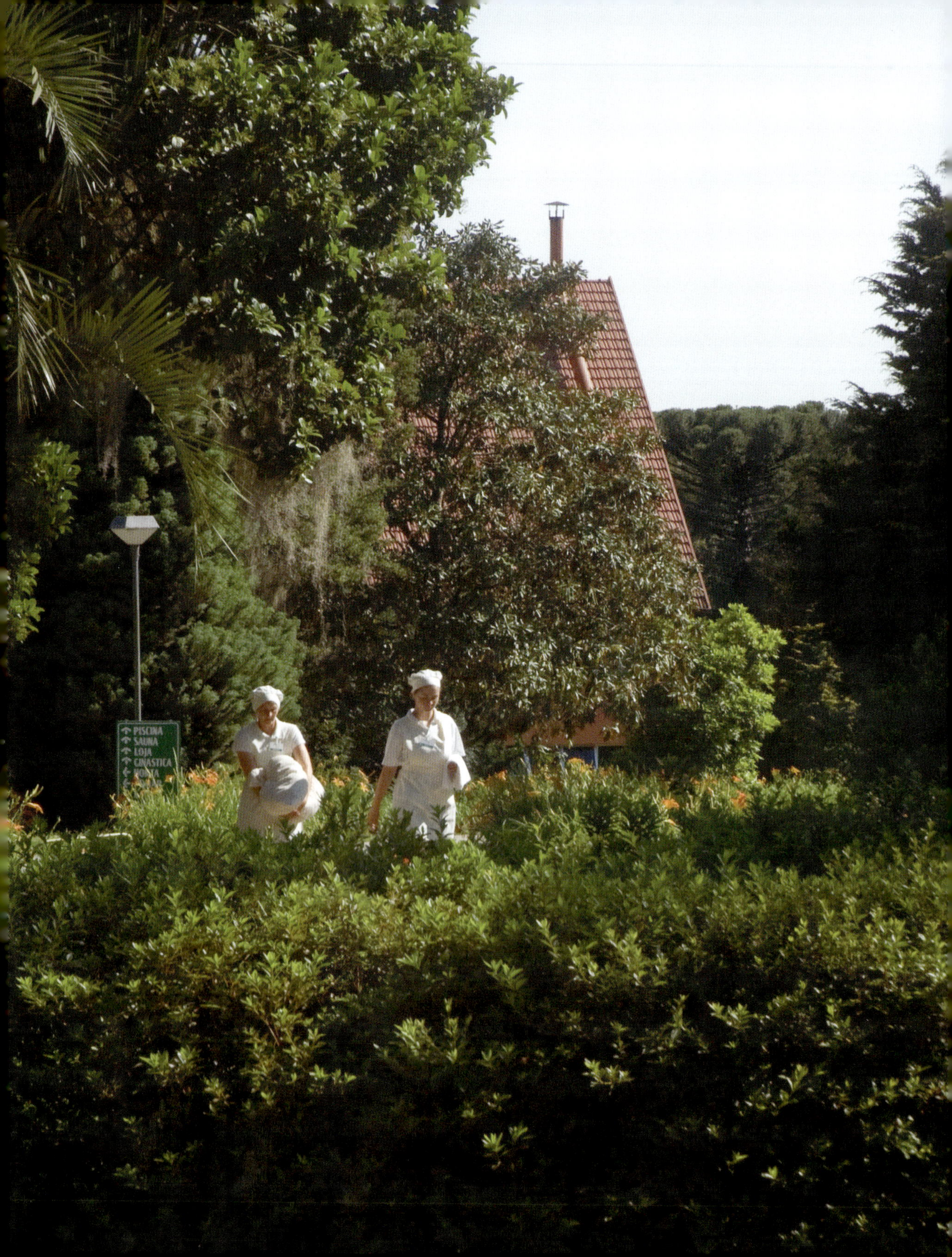
PISCINA
SAUNA
LOJA
GINASTICA

15. Entre em sintonia com o ritmo do seu corpo

A ordenoterapia ou terapia do biorritmo é um dos pilares da medicina naturista. Significa que o ser humano deve respeitar o ritmo natural do seu organismo e dos ciclos da natureza, procurando criar horários regulares para as principais atividades diárias, como alimentação, trabalho, atividade física e repouso. A recompensa virá na forma de mais saúde, disposição e bem-estar.

Siga as recomendações:

Inicie o dia com atividades físicas, se possível sempre no mesmo horário.

Marque uma hora certa para alimentar-se.

Após o almoço, procure tirar alguns minutos para descansar.

Coma pouco no jantar e evite alimentos crus, como saladas, pois, à noite, o organismo entra em repouso e o sistema digestivo não deve ser sobrecarregado.

Durma e acorde cedo.

16. Como utilizar a pirâmide dos alimentos

Desde 1992 servindo como modelo de alimentação equilibrada e saudável, a Pirâmide dos Alimentos desenvolvida pelo Departamento de Agricultura dos Estados Unidos foi reavaliada. A Lapinha propõe a utilização da Pirâmide Alimentar Brasileira Adaptada, aquela que melhor se encaixa nos hábitos alimentares dos brasileiros, tornando o método muito mais eficiente e realista. No caso do Brasil, valorizam-se as leguminosas, que estavam ficando de fora da mesa por influência de outros modelos alimentares. Os alimentos estão separados em quatro níveis e divididos em oito grupos compostos por alimentos de características nutritivas semelhantes. A quantidade de porções dependerá do valor calórico recomendado para cada dieta.

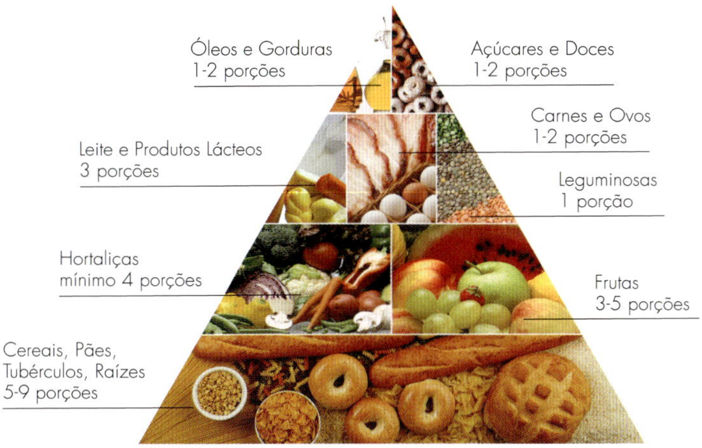

Porções recomendadas para manutenção do peso.

Emagrecer ou manter o peso: veja o quanto comer

Grupo de alimentos	Número de porções diárias	
	Para emagrecer (1.200kcal)	*Para manter o peso (1.800kcal)*
Cereais, raízes e tubérculos	3	5
Hortaliças	5	5
Frutas	4	5
Carnes, ovos, peixes	1	2
Leite, iogurte e queijos	2	3
Leguminosas	1	1
Açúcares	-	-
Óleos/ Gorduras	1½ (110kcal)	1½ (110kcal)

17. Os grupos da pirâmide dos alimentos e suas porções

As porções diárias recomendadas estão no box da página 27. Para saber o tamanho de cada porção, consulte os quadros das páginas 30, 31 e 32.

18. Exercite corpo e mente

Ao sair do sedentarismo, a probabilidade de sofrer com doenças do coração diminui em 40% e o metabolismo acelera em 30%, o que contribui para a perda de peso. Caminhar, andar de bicicleta ou nadar traz benefícios que se manifestam sob outros inúmeros aspectos para o organismo. Essencial para acompanhar dietas que têm como objetivo principal a perda de peso, os exercícios auxiliam na melhora da força e do tônus muscular e da flexibilidade, além de fortalecerem os ossos e as articulações, reduzindo a pressão arterial, diminuindo os riscos de diabetes e do colesterol ruim e melhorando o fluxo de sangue para o cérebro. Também contribuem para o bom humor e a autoestima e ajudam na redução da ansiedade e do estresse.

A prática de exercícios físicos acelera o metabolismo: com meia hora diária, o corpo aumenta em 30% o ritmo de queima de calorias.

Quanto mais massa muscular, mais acelerado será o metabolismo. O organismo gasta 17 vezes mais energia para músculos do que para manter gordura no corpo.

Ranking dos exercícios

Corrida
450 calorias por hora

Judô
400 calorias por hora

Ciclismo
360 calorias por hora

Futebol
350 calorias por hora

Natação
350 calorias por hora

Caminhada
300 calorias por hora

19. Tratamento de choque

Algumas dicas para quem quer perder peso já:

- Não entre no supermercado com fome. Alimente-se antes.
- Faça uma lista do que é realmente necessário e procure não abrir exceções.
- Evite consumir alimentos diretamente de panelas, potes ou sacos. A chance de perder o controle da quantidade ingerida é maior do que se a quantidade desejada tiver sido separada antes.
- Utilize pratos pequenos e rasos. Pratos grandes e fundos dão a impressão de que a porção é menor do que realmente é.
- Evite levar travessas de comida para a mesa. Se quiser repetir, é preferível que tenha de se levantar para se servir novamente.
- Se não estiver mais com fome, deixe comida no prato.

20. Não radicalize

Você não precisa mudar tudo agora. Veja quais são os hábitos mais fáceis de serem modificados na sua rotina e vá fazendo pequenas alterações nos costumes do dia a dia. É essa a proposta da Lapinha: que aos poucos você melhore sua qualidade de vida por meio da transformação de pequenos hábitos alimentares.

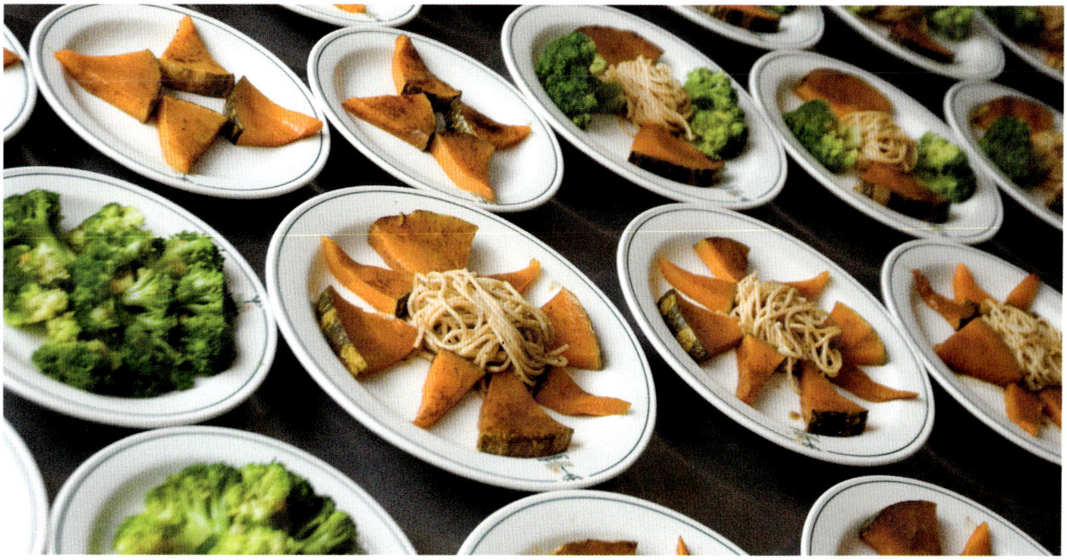

Grupos da pirâmide dos alimentos e suas porções

Grupo dos reguladores (verduras e legumes)

mínimo de 4 porções ao dia/aprox. 15kcal cada porção

Alimento	*Uma porção*
abóbora cozida	2 colheres (sopa)
abobrinha cozida	3 colheres (sopa)
acelga crua picada	9 colheres (sopa)
agrião	1 prato de sobremesa cheio
aipo cru	2 unidades
alcachofra (coração cozido)	1/2 unidade
alcachofra cozida	1 unidade
alface	15 folhas
almeirão	5 folhas
aspargo fresco cozido	6 unidades
berinjela cozida	2 colheres (sopa)
beterraba cozida	3 fatias
beterraba crua ralada	2 colheres (sopa)
brócolis cozido	4 colheres (sopa)
broto de alfafa cru	1 1/2 xícara (chá)
broto de feijão cozido	1 1/2 colher (sopa)
cenoura crua ralada	2 colheres (sopa)
chicória	3 folhas grandes
chuchu cozido	3 colheres (sopa)
cogumelo	4 colheres (sopa)
couve-de-bruxelas	4 unidades
couve-flor cozida	4 colheres (sopa)
couve-manteiga cozida	1 colher (sopa)
ervilha-torta	4 unidades
escarola	1 1/2 prato de sobremesa
espinafre cozido	3 colheres (sopa)
gengibre	2 colheres (sopa)
pepino	1 unidade média
pepino japonês	1 unidade média
pimentão cru	3 colheres (sopa)
quiabo refogado	2 colheres (sopa) cheias
rabanete	3 unidades
radicchio	3 talos
repolho-branco cru picado	6 colheres (sopa)
repolho cozido	5 colheres (sopa)
repolho-roxo cru picado	5 colheres (sopa)
rúcula	1 prato de sobremesa cheio
tomate	1 unidade média
tomate cereja	7 unidades
tomate seco	1 unidade sem óleo
vagem cozida	2 colheres (sopa)

Grupo dos energéticos (cereais, raízes e tubérculos)

aprox. 150kcal cada porção

Alimento	*Uma porção*
arroz à grega	5 colheres (sopa)
arroz branco ou integral	4 colheres (sopa)
aveia (flocos)	3 colheres (sopa)
barra de cereal	1 unidade
batata chips	1/2 pacote
batata cozida	1 unidade grande
batata-doce	1 unidade (120g)
batata palha ou palito	1 colher (sopa)
batata salsa	4 colheres (sopa)
biscoito tipo *cream cracker*	5 unidades
biscoito de maisena	7 unidades
biscoito recheado	2 unidades
biscoito tipo aveia e mel	5 unidades
biscoito wafer	3 unidades
bolacha de chocolate	3 unidades
bolo de chocolate	1 fatia (50g)
bolo inglês	1 fatia (20g)
bolo simples	1 fatia (50g)
canelone sem molho	2 unidades
ciabatta	1 fatia
corn flakes sem açúcar	1 1/2 xícara (chá)
croissant	1 unidade média
farinha (trigo, milho ou mandioca)	4 colheres (sopa)
granola	1/2 xícara (chá)
macarrão espaguete, parafuso	4 colheres (sopa)
mandioca cozida	3 colheres (sopa)
nhoque sem molho	1 escumadeira
pão de queijo	1 unidade (40g)
pão doce	1 unidade (50g)
pão francês, pão d'água	1 unidade (50g)
pão hot dog, pão de hambúrguer	1/2 unidade
pão integral	2 fatias
pão italiano	2 fatias
pão sírio	1 unidade grande
pão tipo bisnaguinha	4 unidades (80g)
pipoca (já estourada)	2 1/2 xícaras (chá)
polenta	4 colheres (sopa)
purê de batatas	3 colheres (sopa)
ravióli sem molho	3 colheres (sopa) (50g)
salada de batatas	2 colheres (sopa)
torrada de pão francês	6 unidades
torrada industrializada	4 unidades (40g)
yakisoba	1 xícara (chá)

Grupo dos construtores (leite, queijo e iogurte)

aprox. 120kcal cada porção

Alimento	*Uma porção*
coalhada seca	4 colheres (sopa)
cream cheese	2 1/2 colheres (sopa)
cream cheese light	6 colheres (sopa)
iogurte de frutas comum	1 pote (120ml)
iogurte natural desnatado	1 pote (200 ml)
iogurte tipo *petit suisse*	2 potes (90g)
leite desnatado	350ml (1 1/2 copo)
leite em pó desnatado	3 colheres (sopa) (300ml)
leite em pó integral	2 colheres (sopa) (200ml)
leite integral	75ml (1/2 xícara)
leite semidesnatado	150ml (1 xícara)
molho branco com queijo	2 1/2 colheres (sopa)
mozarela	2 fatias finas
mozarela de búfala	2 unidades (40g)
mozarela light	3 fatias finas
parmesão	1 1/2 fatia
provolone	1 1/2 fatia fina
queijo camembert	1 fatia pequena (50g)
queijo catupiry	1 1/2 fatia
queijo cottage	6 colheres (sopa)
queijo emmenthal	2 fatias pequenas
queijo gorgonzola	1 1/2 fatia
queijo minas frescal	1 fatia média (50g)
queijo minas light	2 fatias médias
queijo prato	2 fatias finas (40g)
queijo tipo brie	1 fatia
requeijão light	3 colheres (sopa)
requeijão normal	1 1/2 colher (sopa) (45g)
ricota	2 fatias ou 2 colheres (sopa)

Grupo dos óleos e gorduras

aprox. 70kcal cada porção

Alimento	*Uma porção*
azeite de oliva ou outros óleos vegetais	1 colher (sopa)
bacon (gordura)	1/2 fatia fina
creme de leite	1 colher (sopa)
maionese	2 colheres (chá)
maionese light	3 colheres (chá)
manteiga ou margarina	1/2 colher (sopa)
molho aos 4 queijos	1 colher (sopa)
molho à bolonhesa	3 colheres (sopa)
molho branco	1 colher (sopa)
molho de tomate	5 colheres (sopa)

Grupo das frutas

3-5 porções ao dia/aprox. 35kcal cada porção

Alimento	*Uma porção*
abacate	1/4 de unidade média
abacaxi	1 fatia média
acerola	1 xícara (chá)
água de coco	250ml
ameixa-preta	1 1/2 unidade
ameixa vermelha e limão	2 unidades
banana-nanica	1/2 unidade
banana-prata	1 unidade
caju	1 unidade
caqui	1/2 unidade
carambola	1 unidade
cereja	12 unidades
damasco seco	4 unidades
framboesa	1/2 pires de chá
fruta-do-conde	1/2 unidade
goiaba	1 unidade
jabuticaba	10 unidades
jaca	2 bagos
kiwi	2 unidades
laranja-pera	1 unidade
maçã	1/2 unidade grande
mamão formosa	1 fatia (110g)
mamão papaia	1/2 unidade
manga	1/2 unidade
maracujá	2 unidades
melancia	1 fatia grande
melão	1 fatia grande
morango	10 unidades
nectarina	1 unidade
pera	1 unidade pequena
pêssego	1 unidade grande
tangerina	1 unidade média
uva comum	12 bagos
uva itália e rubi	6 bagos
uva-passa	1 colher (chá) cheia

Grupo dos açúcares
aprox. 110kcal cada porção

Alimento	*Uma porção*
açúcar mascavo	1 colher (sopa)
açúcar refinado	1colher (sopa)
bebida alcoólica	1 dose
bomba de chocolate	1/2 unidade
bombom	1 unidade
brigadeiro	2 unidades de festa
calda de chocolate	1 colher (sopa) cheia
chocolate em barra	4 quadradinhos
doce de leite	1 colher (sopa) cheia
frozen iogurte	1 porção
geleia	2 1/2 colheres (sobremesa)
goiabada	1 1/2 pedaço
leite condensado	2 colheres (sopa)
mel	2 1/2 colheres (sopa)
merengue de morango	1/2 fatia
mousse de chocolate	1/2 taça
pêssego em calda	1 unidade média
picolé de fruta	1 unidade
pudim de leite	1/2 fatia
quindim	1 unidade pequena
refrigerante	1 copo (250ml)
sonho	1/4 de unidade
sorvete de massa	1 bola
suspiro	3 unidades pequenas
trufa	1 1/2 unidade

Grupo das leguminosas
aprox. 55kcal cada porção

Alimento	*Uma porção*
amêndoas e avelãs	4 unidades
feijão cozido	1 concha média
grão-de-bico cozido	2 colheres (sopa)
leite de soja	1 xícara (150ml)
lentilha, soja, ervilha, milho	3 colheres (sopa)
nozes e castanhas	2 unidades
tofu	1 fatia média
quinoa (grãos)	2 colheres (sopa)

Obs.: Ao realizar trocas de cardápio, é importante optar por alimentos do mesmo grupo.

Grupo dos construtores (carnes e ovos)
1-2 porções ao dia = 190kcal cada uma

Alimento	*Uma porção*
almôndegas	3 unidades de 30g
atum em água light enlatado	8 colheres (sopa)
atum em óleo enlatado	2 colheres (sopa)
bacalhoada	2 colheres (sopa)
blanquet de peru	9 fatias de 20g
camarão cozido	20 unidades
camarão frito	10 unidades
carne de gado magra	120g
carne moída refogada	5 colheres (sopa)
carpaccio	1/2 prato
caviar	5 colheres (sopa)
filé de frango	130g
filé de peixe	130g
haddock defumado	1 posta (200g)
hambúrguer	1 unidade (90g)
hambúrguer de frango	1 porção (90g)
kani kama	17 rolinhos
lagosta cozida	190g
linguiça	1 unidade (70g)
lula cozida	2 pires (chá)
mortadela	3 fatias de 20g
nuggets de frango	4 unidades (72g)
ostra crua	7 unidades
ovo de codorna	7 unidades
ovo de galinha	2 unidades
peito de peru defumado	8 fatias de 20g
picanha fatiada	1 fatia média (100g)
presunto cru	4 fatias de 20g
presunto magro	7 fatias de 20g
salame	5 fatias de 10g
salmão	1 posta (100g)
salsicha	1 1/2 unidade de 50g
salsicha de peru	2 unidades de 50g
sashimi	21 fatias
sushi	6 unidades

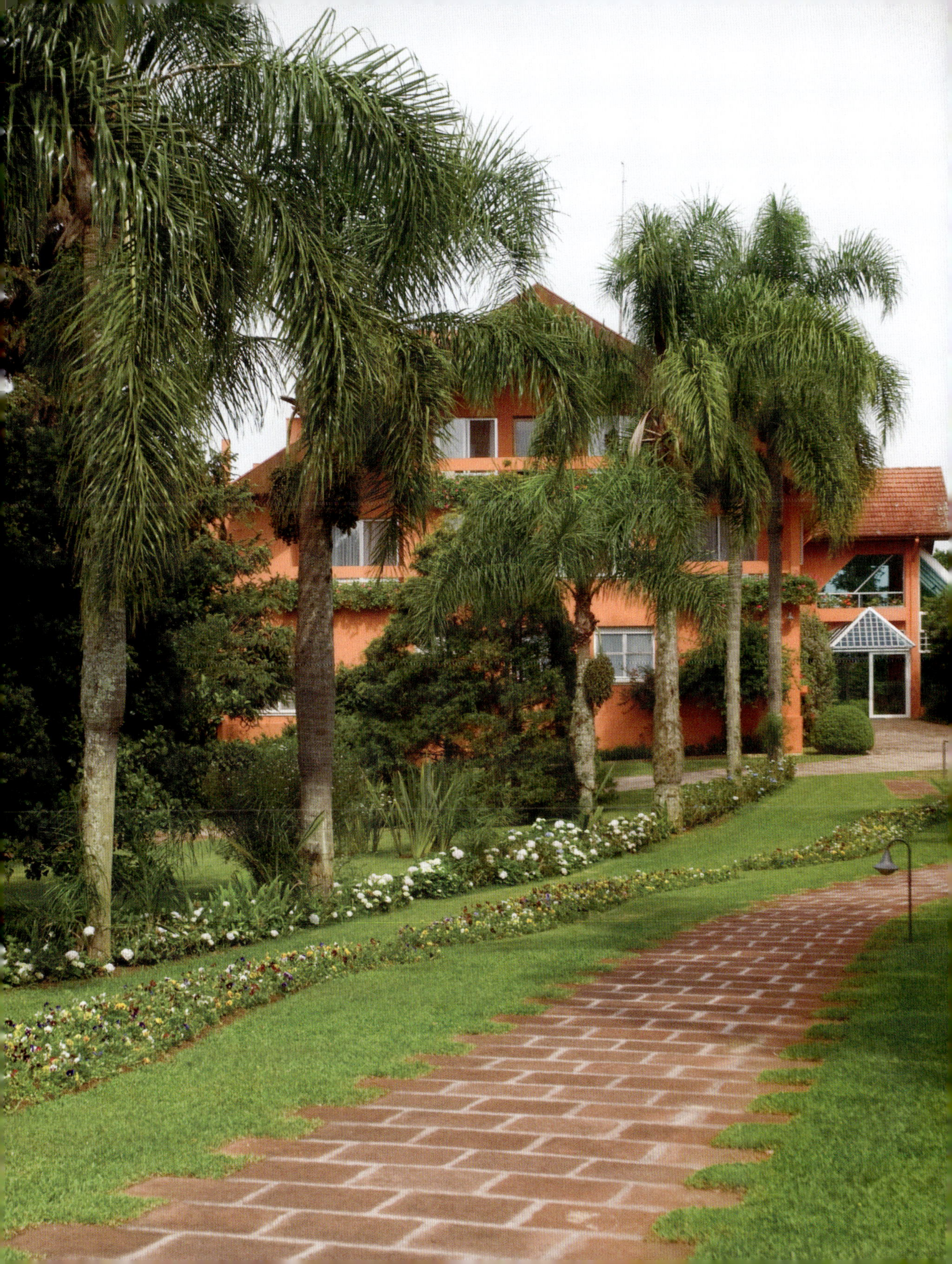

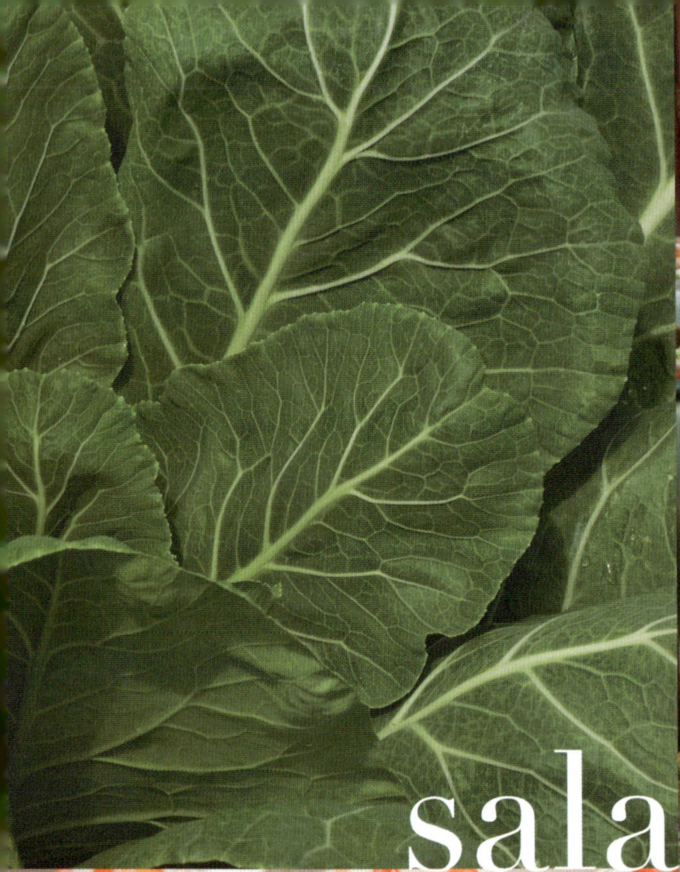
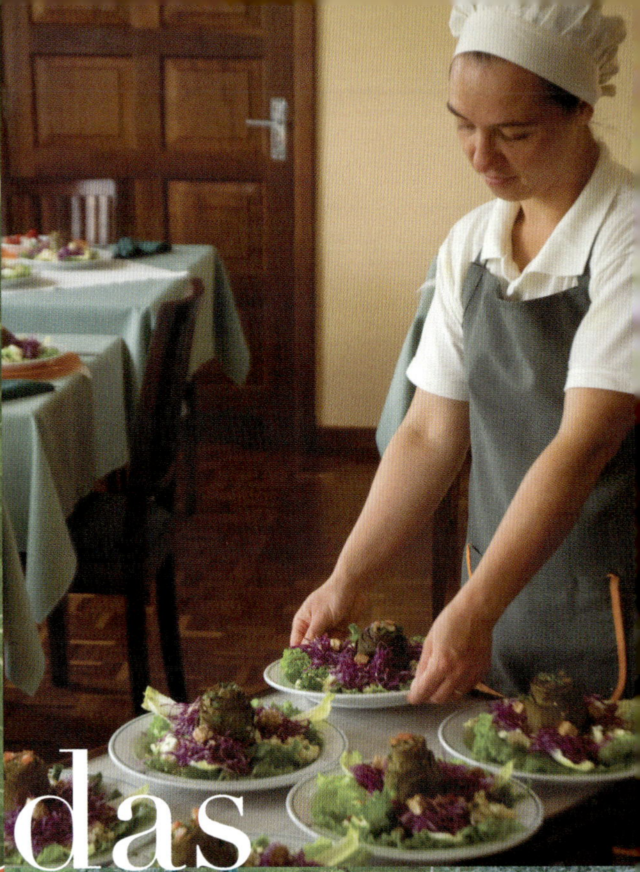

saladas

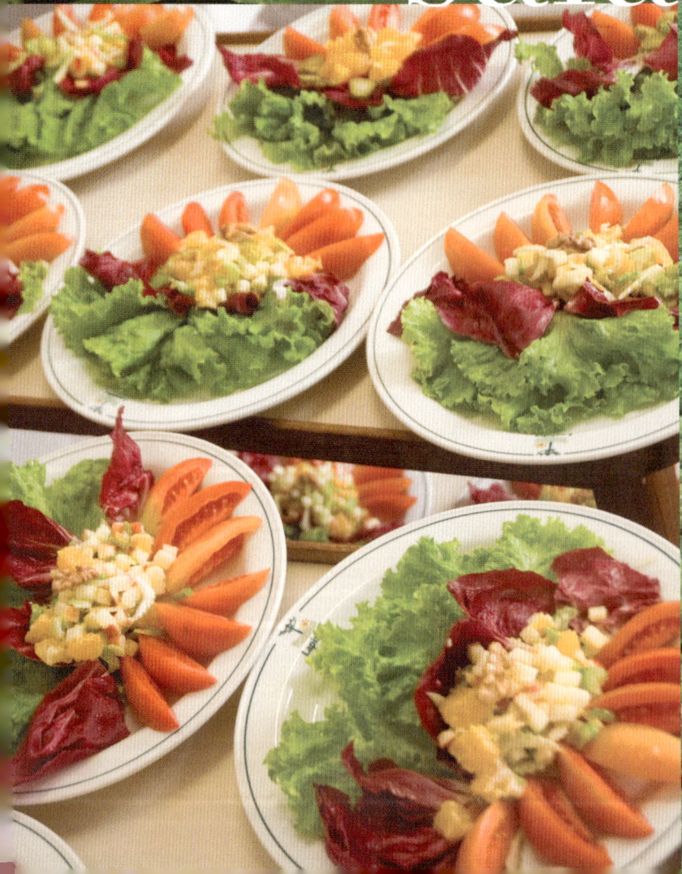
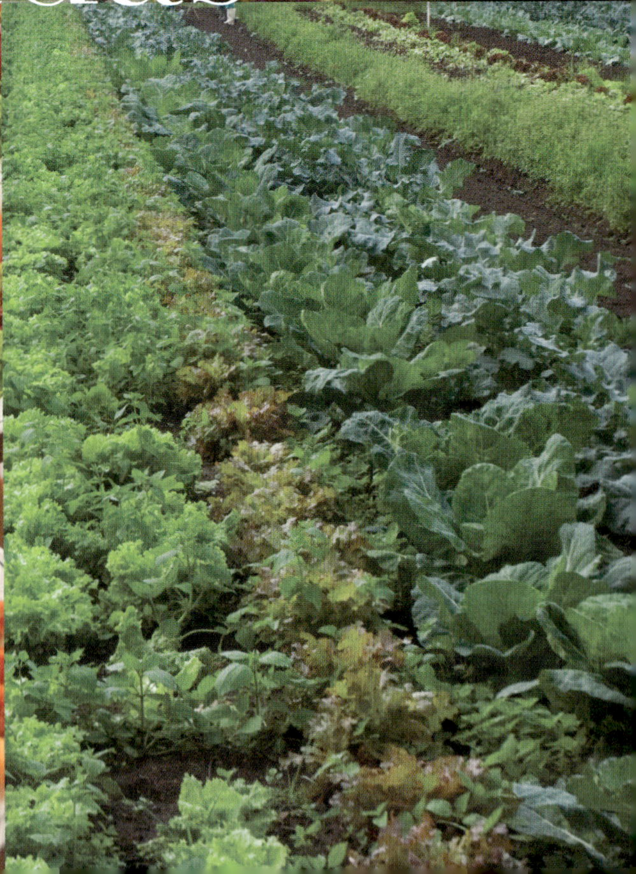

Salada à camponesa

1 couve-flor média cozida e cortada em pedaços pequenos
2 xícaras de palmito pupunha *in natura* em rodelas
2 xícaras de vagem cozida e cortada em pedaços com 3cm de comprimento
2 cenouras médias cozidas e cortadas em palitos
3 colheres de sopa de iogurte natural
1 colher de chá de sal marinho
1 maço de salsinha

Preparo:

1. Juntar todos os legumes.
2. À parte, misturar o iogurte, o sal e salsinha picadinha.
3. Servir a salada com o molho por cima.

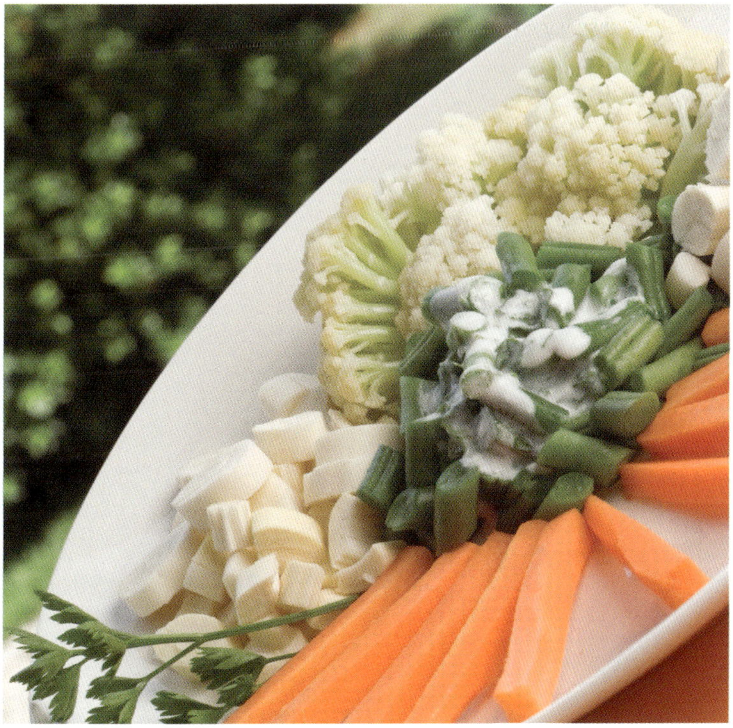

Palavras da nutricionista

Alimento protetor muito rico em vitamina A, a couve-flor é recomendada nos casos de debilidade geral e convalescença. Suas folhas verdes são muito eficazes no combate às anemias. Vegetal de fácil digestão, neutralizante da acidez estomacal, é indicado também contra a prisão de ventre.

A cenoura é uma grande fonte de vitamina A, cujas necessidades diárias podem ser quase totalmente supridas com apenas 100g desse legume. A vitamina A contribui para o bom estado da visão, da pele e das mucosas. Além disso, a cenoura contém muitos sais minerais, como fósforo, cloro, potássio, cálcio e sódio, necessários ao bom equilíbrio do organismo, e vitaminas do complexo B, que ajudam a regular o sistema nervoso e a função do aparelho digestivo.

Rendimento: 4 porções
Valor calórico: 100kcal (porção)
Nível de dificuldade: fácil
Tempo de preparo: 30 minutos
Congelamento: não recomendado

Palavras da nutricionista

O trigo em grão é o trigo que ainda não foi moído, por isso é rico em fibras e possui algumas vitaminas e minerais. O interior do grão é rico em amido, o que o torna bastante energético e calórico. Portanto, se quer emagrecer, não exagere nesta salada.

Mistura búlgara

Para o molho de alho e tomate:

2 tomates médios picados, sem pele e sem sementes
3 colheres de sopa de azeite de oliva
1 colher de sopa de suco de limão
1 colher de chá de purê de tomate
1 dente de alho amassado
1/2 colher de chá de páprica
1 colher de chá de açúcar cristal orgânico
1 colher de chá de sal marinho

Para a mistura búlgara:

1/2 xícara de trigo em grão cru (ou 1 xícara de grão cozido)
6 xícaras de água
2 colheres de sopa de óleo de girassol
2 cebolas pequenas picadas
1 dente de alho amassado
1 cenoura média aferventada por 3 minutos e cortada em quadrados
1 talo de aipo em fatias
2 alhos-porós em fatias
1 abobrinha cortada em cubinhos
folhas frescas de hortelã para enfeitar

Preparo do molho de alho e tomate:

Em um recipiente, misturar todos os ingredientes.

Preparo da mistura búlgara:

1. Cozinhar o trigo em grão em 5 1/2 xícaras de água por 40 minutos. Escorrer e reservar.
2. Numa panela, aquecer o óleo, colocar as cebolas e o alho e fritar por 2 ou 3 minutos.
3. Acrescentar o trigo reservado e mexer por 1 minuto em fogo médio.
4. Adicionar, aos poucos, 1/2 xícara de água e cozinhar por 5 minutos.

5. Juntar a cenoura, o aipo e o alho-poró e cozinhar por mais 5 minutos.
6. Acrescentar a abobrinha, cozinhar por mais 2 minutos e deixar esfriar.
7. Juntar o molho previamente preparado, verificar o tempero e levar ao refrigerador.
8. Ao servir, enfeitar com folhas frescas de hortelã.

Utensílio necessário: escorredor
Rendimento: 4 porções
Valor calórico: 220kcal (porção)
Nível de dificuldade: médio
Tempo de preparo: 1 hora
Congelamento: não recomendado

DICA: Outros legumes levemente cozidos podem ser usados em substituição aos desta receita.

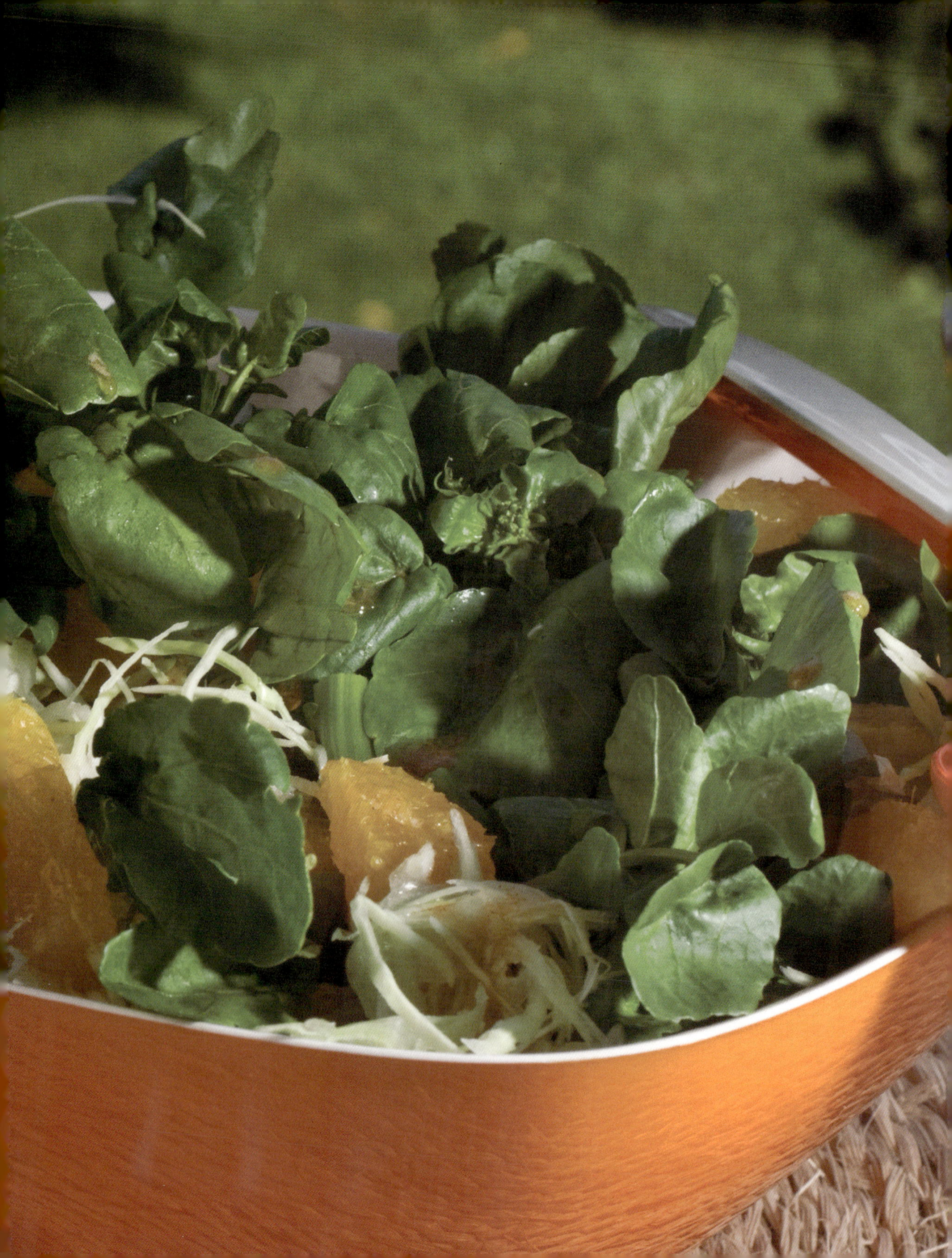

Salada de repolho branco e agrião

Para o molho de mel e hortelã:
2 colheres de sopa de mel
8 colheres de sopa de vinagre de maçã
3 colheres de sopa de azeite de oliva
1 colher de sopa de hortelã picada
1 colher de chá de sal marinho

Para a salada:
1 repolho branco pequeno picado
1 maço de agrião
4 laranjas cortadas em gomos

Preparo do molho de mel e hortelã:
1. Colocar todos os ingredientes num vidro com tampa.
2. Agitar bem antes de servir.

Preparo da salada:
1. Colocar o repolho, o agrião e as laranjas numa saladeira.
2. Regar com 5 colheres do molho previamente preparado e misturar bem.
3. Servir imediatamente.

Utensílios necessários: vidro com tampa e saladeira
Rendimento: 6 porções
Valor calórico: 120kcal (porção)
Nível de dificuldade: fácil
Tempo de preparo: 20 minutos
Congelamento: não recomendado

Palavras da nutricionista

O repolho-branco é uma ótima fonte de vitaminas A e C. Essa hortaliça é depurativa do sangue, estimulante da digestão e auxilia no combate ao cansaço físico. Deve ser ingerida crua e bem mastigada. O repolho é considerado uma das principais fontes de vitamina A, essencial para a boa visão e para manter a saúde da pele. Também traz em sua composição vitaminas do complexo B (responsáveis pelo crescimento), além de grande quantidade de vitamina C. É rico em minerais como iodo, enxofre, fósforo e ferro, que são importantes para o funcionamento da glândula tireoide, ajudam na formação de ossos e dentes, evitam a fadiga mental e estão ligados à produção de glóbulos vermelhos do sangue.

O agrião combate o ácido úrico, o raquitismo, a formação de pedras nos rins, as cistites e ainda os efeitos tóxicos da nicotina. Como um dos vegetais mais ricos da natureza, o agrião é digestivo, faz bem ao fígado, é diurético e excelente para os diabéticos.

Salada de berinjela à Israeli

Palavras da nutricionista

A berinjela é um vegetal com poder de diminuir o colesterol ruim e reduzir a ação das gorduras sobre o fígado. Seu suco, um poderoso diurético, é utilizado para tratamento das inflamações dos rins, da bexiga e da uretra. A berinjela é bastante recomendada para quem sofre de artrite, gota, reumatismo, diabetes e inflamações da pele em geral. Como tem poder laxante, é aconselhável em casos de indigestão e prisão de ventre. É comum mergulhá-la em água e sal antes de seu preparo, mas esse procedimento anula tanto o sabor do legume como grande parte de suas propriedades nutritivas.

Utensílio necessário: frigideira grande com tampa
Rendimento: 6 porções
Valor calórico: 130kcal (porção)
Nível de dificuldade: fácil
Tempo de preparo: 30 minutos
Congelamento: não recomendado

2 colheres de sopa de azeite de oliva
2 dentes de alho grandes amassados
1 xícara de cebola picada
1/2 colher de chá de endro fresco picado
3 colheres de sopa de sementes de gergelim torrado
1/2 colher de chá de sal marinho
2 berinjelas médias firmes, limpas e cortadas em cubinhos de 2cm
2 colheres de sopa de suco de limão fresco
1/4 de xícara de água
1/2 xícara de salsinha finamente picada
3 colheres de sopa de iogurte natural

Preparo:

1. Em uma frigideira grande, em fogo médio, colocar o azeite, o alho e a cebola e refogar.
2. Adicionar o endro, o gergelim e o sal e refogar por 4 ou 5 minutos.
3. Juntar a berinjela, misturar bem e mexer de vez em quando. Cozinhar por 10 a 15 minutos, em fogo médio com a frigideira tampada.
4. Acrescentar o suco de limão (se necessário, usar a água para que a mistura não grude na panela). Não deixar a berinjela desmanchar.
5. Desligar o fogo.
6. Transferir a mistura para uma tigela e deixar esfriar. Em seguida, adicionar a salsinha e o iogurte e servir.

Salada de pepino e maçã

Para o molho:
3 colheres de sopa de vinagre de maçã
3 colheres de sopa de nata ou de creme de leite fresco
4 colheres de sopa de iogurte natural
1 colher de chá de açúcar cristal orgânico
1/2 colher de chá de sal marinho

Para a salada:
1 pepino médio
1 pimentão vermelho médio
2 maçãs vermelhas médias
folhas de endro

Preparo do molho:
Misturar todos os ingredientes e reservar.

Preparo da salada:
1. Descascar o pepino, lavar o pimentão, descascar as maçãs e cortar tudo em cubinhos.
2. Lavar as folhas de endro e cortar bem fino.
3. Misturar todos os ingredientes com cuidado.
4. Acrescentar o molho ao servir.

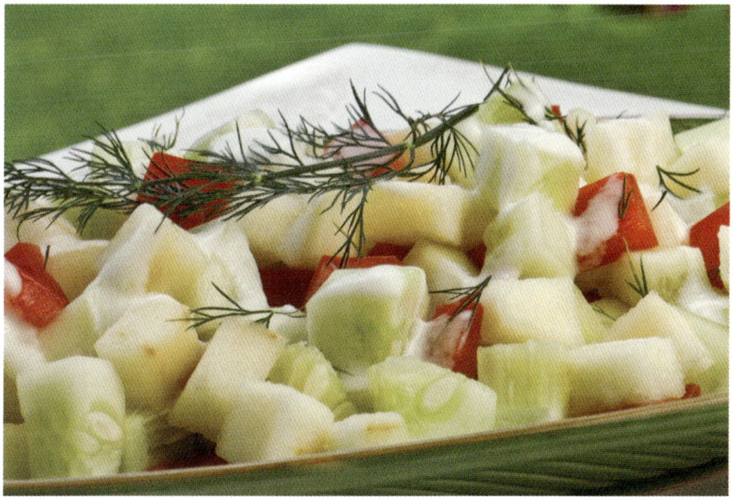

Palavras da nutricionista

Salada refrescante e saborosa, com baixas calorias, realmente muito interessante para quem deseja comer bem e ainda emagrecer. Esta combinação é boa para cabelos e unhas.

O pepino é um ótimo tônico para o fígado, os rins e a vesícula, e dá força aos cabelos e às unhas, pelo seu alto teor de sílica e flúor.

O pimentão é uma boa fonte de vitamina C, contendo ainda vitamina A e pequenas quantidades de cálcio, fósforo, ferro e sódio. Esse legume é estimulante da digestão e constitui-se num bom remédio contra hemorroidas. Por todas as suas características, é excelente para a pele, as unhas e os cabelos.

Rendimento: 4 porções
Valor calórico:
130kcal (porção)
Nível de dificuldade: fácil
Tempo de preparo:
20 minutos
Congelamento:
não recomendado

DICA: O molho também pode ser feito só com iogurte e suco de limão.

Palavras da nutricionista

Salada refrescante, de baixo valor calórico, porém rica em nutrientes. Contém vários minerais e vitaminas, principalmente A e C.

Rendimento: 5 porções
Valor calórico:
100kcal (porção)
Nível de dificuldade: fácil
Tempo de preparo:
30 minutos
Congelamento:
não recomendado

Salada de verão

Para o molho:
suco de 1 limão
1/2 colher de chá de sal marinho
6 gotas de molho inglês
1 colher de sopa de óleo de milho
2 colheres de sopa de água

Para a salada:
3 cenouras raladas no ralo grosso
2 laranjas cortadas em cubinhos
1/2 xícara de milho verde
1/2 xícara de ricota passada na peneira
folhas de1 pé de alface-americana cortadas irregularmente

Preparo do molho:
Num recipiente, misturar todos os ingredientes.

Preparo da salada:
1. Numa tigela, misturar os ingredientes.
2. Acrescentar o molho.

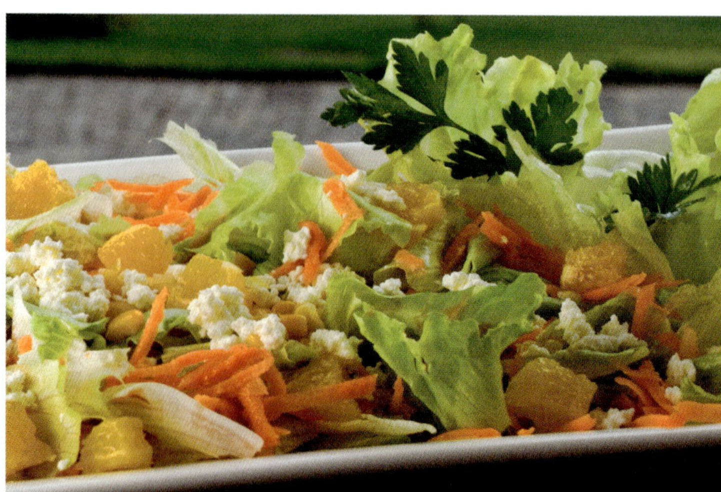

Salada suíça de vagem

Para o molho:
3 colheres de sopa suco de limão
2 dentes de alho amassados
1/2 colher de chá de sal marinho
1/2 colher de sopa de mostarda preparada
1/2 colher de chá de endro fresco picado
1/2 colher de chá de ervas finas
1/4 de xícara de chá de azeite de oliva
1/2 xícara de chá de salsinha picada

Para a salada:
2 1/2 xícaras de vagem limpa e cortada ao comprido, em pedaços de 3cm a 4cm
sal a gosto
1 xícara de queijo frescal cortado em tirinhas de 3cm ou em cubinhos
1/4 de xícara de azeitona cortada em tiras
1/2 xícara de pimentão verde e vermelho cortado em rodelas
1 cebola média cortada em rodelas finas
1/2 xícara de chá de amêndoas torradas e picadas graúdas, para enfeitar

Preparo do molho:
1. Juntar todos os ingredientes e misturar bem. Reservar.

Preparo da salada:
1. Cozinhar a vagem em água fervente com um pouco de sal até atingir o ponto firme, mantendo a cor ainda bem verde.
2. Retirar a vagem do fogo, passar em água fria e deixar escorrer bem.
3. Arrumar a vagem numa saladeira com o queijo, as azeitonas, o pimentão e a cebola.
4. Servir com o molho e enfeitar com as amêndoas.

Palavras da nutricionista

Salada bem elaborada, com muitos ingredientes vitamínicos e energéticos. Há a presença das amêndoas, ricas em vitamina E, importante elemento para a reposição das células e para a prevenção de doenças crônicas, além de ser fonte de ômega 3. Quem deseja emagrecer não deve exagerar nessa salada.

Utensílios necessários:
escorredor e saladeira
Rendimento: 5 porções
Valor calórico:
280kcal (porção)
Nível de dificuldade: fácil
Tempo de preparo:
40 minutos
Congelamento:
não recomendado

sopas

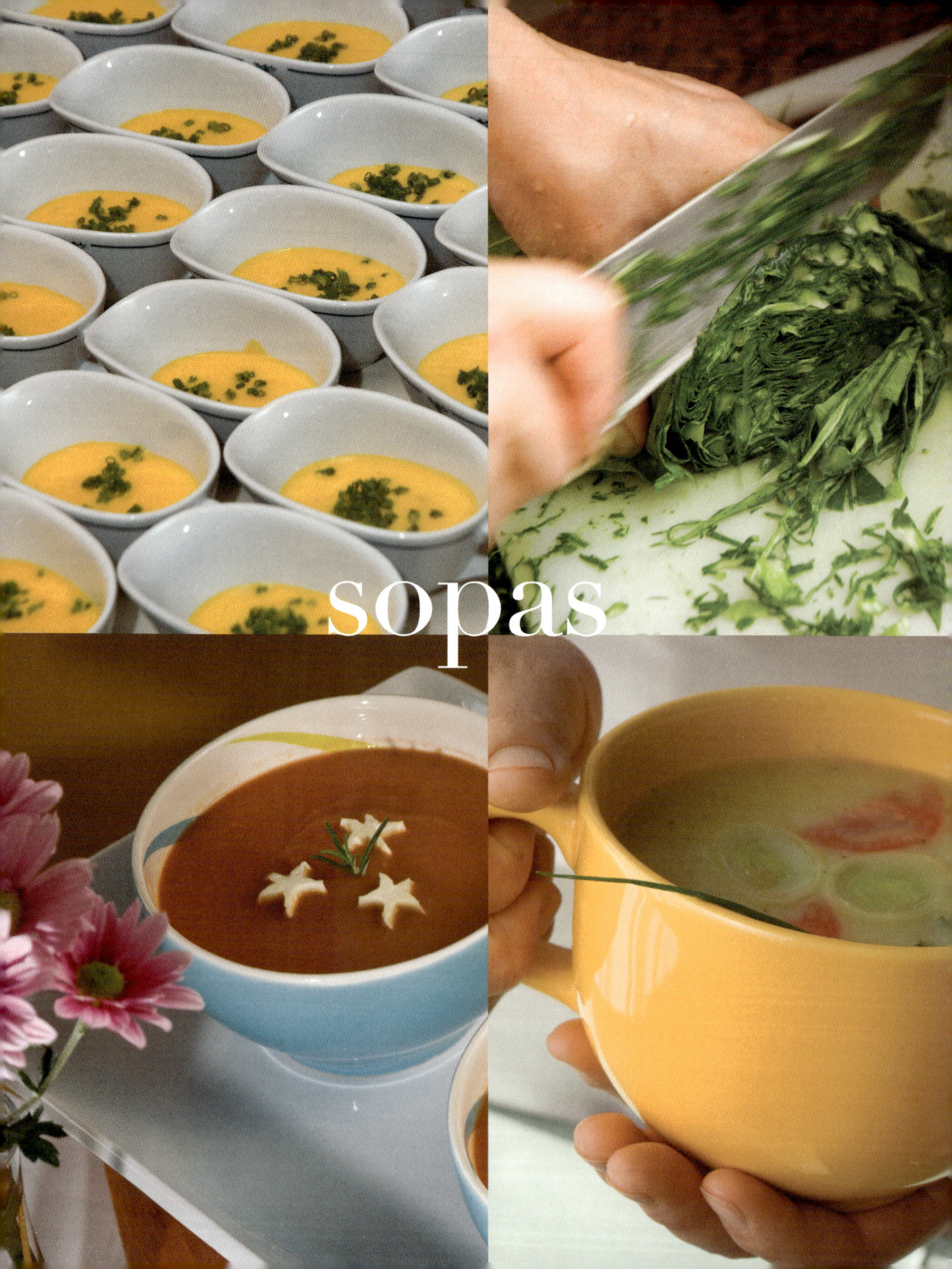

Sopa à brasileira

1 1/2 xícara de cogumelos-de-paris lavados e cortados
2 colheres de sopa de shoyu
2 dentes de alho picados
3 colheres de sopa de azeite de oliva
2 litros de água
5 colheres de sopa de fubá torrado dissolvido em água fria
5 folhas de couve finamente cortadas
1 colher de chá de sal marinho
1 colher de sopa de salsinha para enfeitar

Preparo:

1. Em uma panela, cozinhar os cogumelos no shoyu. Reservar.
2. Em outra panela, refogar o alho no azeite, acrescentar a água e deixar ferver.
3. Colocar na água fervente o fubá dissolvido e cozinhar, mexendo sempre até engrossar.
4. Adicionar a couve, os cogumelos já cozidos no shoyu e o sal.
5. Desligar o fogo e servir em seguida com a salsinha picada.

Palavras da nutricionista

Sopa colorida e de alto valor nutricional graças à couve e aos cogumelos. A couve é um vegetal muito rico em cálcio, fósforo e ferro, por isso indicada para casos de anemia.

Utensílios necessários:
2 panelas
Rendimento: 4 porçoes
Valor calórico:
200kcal (porção)
Nível de dificuldade: fácil
Tempo de preparo:
30 minutos
Congclamento:
não recomendado

Sopa de farelo de aveia

Palavras da nutricionista

O farelo de aveia é rico em fibras solúveis, as betaglucanas. Consumido regularmente, traz benefícios ao organismo, como melhorar o funcionamento do intestino, regular o açúcar no sangue e controlar a absorção de gorduras, conferindo-lhe uma capacidade espetacular de reduzir o colesterol ruim. Pode ser adicionado em vitaminas, sucos, leite, biscoitos, bolos, pães, iogurtes, caldo do feijão etc.

Utensílios necessários: liquidificador e peneira
Rendimento: 3 porções
Valor calórico: 160kcal (porção)
Nível de dificuldade: fácil
Tempo de preparo: 30 minutos
Congelamento: até 30 dias

1 colher de sobremesa de azeite
2 cebolas grandes cortadas
4 dentes de alho picados
2 cenouras descascadas e cortadas
1 abobrinha cortada
1 chuchu descascado e cortado
1 litro de água
4 colheres de sopa de farelo de aveia
1 colher de sobremesa de molho inglês
1 colher de sopa de alfavaca picada
1 colher de sobremesa de sal marinho

Preparo:

1. Em uma panela, refogar no azeite a cebola e o alho, acrescentar a cenoura, a abobrinha, o chuchu e a água e cozinhar por 25 minutos.
2. Quando os legumes estiverem macios, adicionar o farelo de aveia e deixar cozinhar por mais 5 minutos.
3. Desligar o fogo, deixar esfriar e bater tudo no liquidificador.
4. Peneirar e levar essa mistura ao fogo novamente, acrescentando o molho inglês, a alfavaca e o sal.
5. Deixar ferver e servir bem quente.

Sopa de mandioquinha e agrião

2 dentes de alho
2 colheres de sopa de azeite
1/2 maço de agrião lavado e picado
2 colheres de chá rasas de sal marinho
1 cebola média picada
2 xícaras de mandioquinha descascada e cortada em cubinhos
1 chuchu médio cortado em cubinhos
2 abobrinhas médias cortadas em cubinhos
água
2 tomates sem pele picados

Preparo:

1. Em uma panela, dourar o alho em 1 colher de azeite.
2. Acrescentar o agrião, temperar com sal e refogar em fogo baixo por 2 minutos.
3. Retirar da panela e reservar.
4. Na mesma panela, colocar o restante do azeite e refogar a cebola.
5. Juntar a mandioquinha, o chuchu e a abobrinha e, aos poucos, acrescentar água fervente até cobrir os legumes.
6. Cozinhar em fogo baixo até a mandioquinha ficar bem macia.
7. Deixar esfriar um pouco e bater no liquidificador até formar um creme.
8. Voltar à panela, aquecer e misturar com o agrião reservado e com o tomate.
9. Servir em seguida.

Palavras da nutricionista

A mandioquinha, também conhecida por batata-baroa, batata-salsa ou cenoura-amarela, é uma hortaliça rica em fósforo, vitamina A e niacina, constituindo-se numa importante fonte de energia em função do seu alto teor de carboidratos. Graças à fácil digestibilidade de seu amido, é amplamente recomendada para a alimentação dos bebês, dos idosos e dos convalescentes.

Utensílio necessário: liquidificador
Rendimento: 4 porções
Valor calórico: 240kcal (porção)
Nível de dificuldade: médio
Tempo de preparo: 40 minutos
Congelamento: até 30 dias

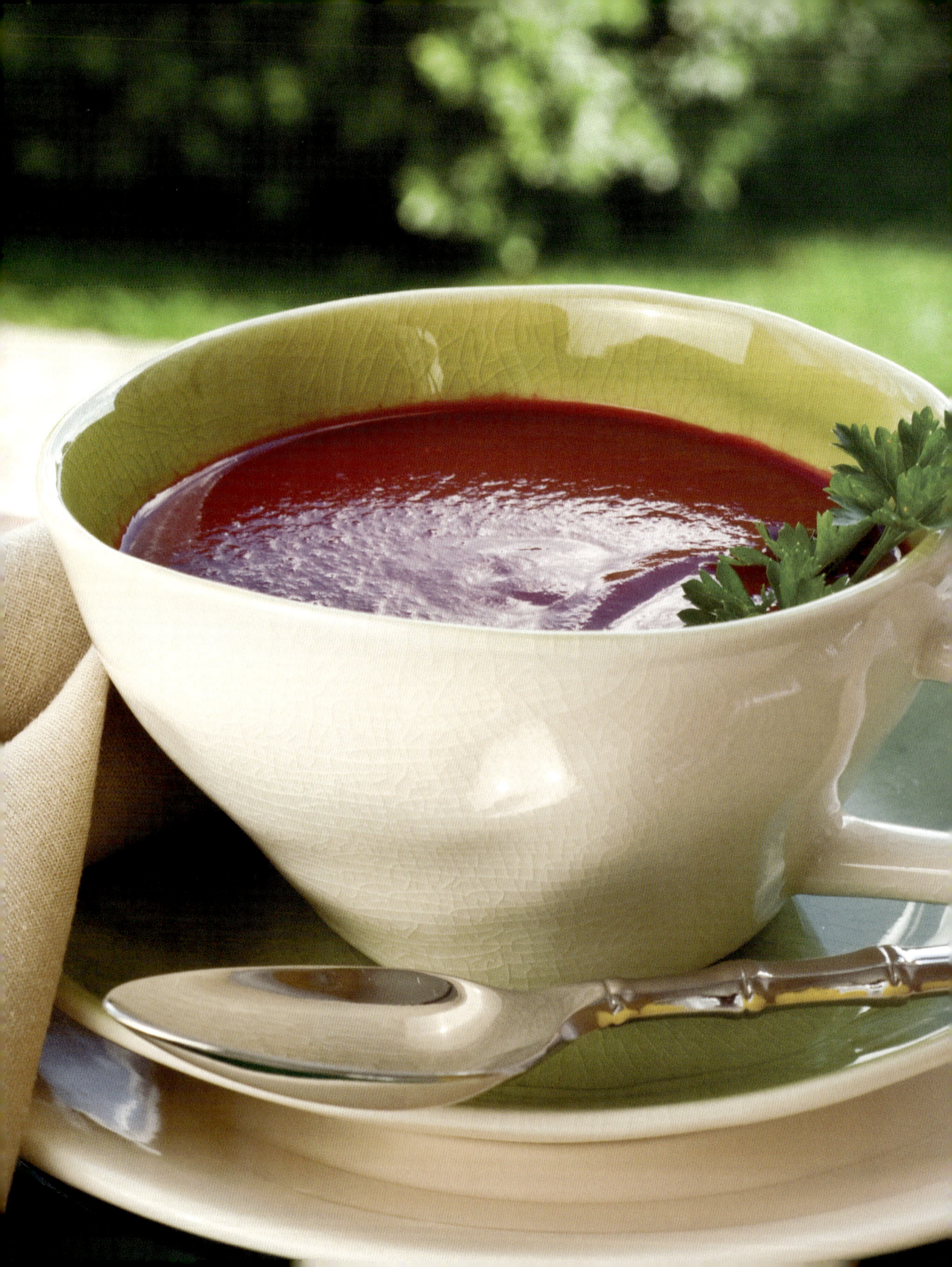

Sopa de beterraba

1 cebola pequena picada
1 dente de alho picado
1 colher de sopa de azeite de oliva
1 batata-inglesa média picada
1 chuchu médio picado
3 1/3 xícaras de água
1 beterraba grande cozida ou assada com a casca
3 colheres de chá de sal marinho
2 colheres de chá de raiz-forte
2 colheres de chá de salsinha para enfeitar
1 colher de sopa de iogurte para enfeitar

Preparo:

1. Refogar a cebola e o alho no azeite, acrescentar a batata, o chuchu e a água e deixar cozinhar por cerca de 30 minutos.
2. Retirar a batata e o chuchu do fogo, deixar amornar e bater no liquidificador juntamente com a beterraba.
3. Passar os legumes batidos na peneira, devolver à panela, adicionar o sal e a raiz-forte e deixar ferver por cerca de 3 minutos.
4. Enfeitar com salsinha e uma colher de sopa de iogurte. Servir em seguida.

Palavras da nutricionista

Por ser rica em ferro, a beterraba é recomendada para os que sofrem de anemia ou aqueles com dentes fracos ou gengivas inflamadas e, graças a seu efeito laxante, para aqueles que têm problemas intestinais. Além do açúcar, esse legume é muito rico em vitamina A, vitamina C (que só é aproveitada quando a beterraba é consumida crua) e em vitaminas do complexo B. Também contém sais minerais, como sódio, que protege o organismo contra a perda excessiva de líquidos; potássio, necessário para a atividade muscular normal; zinco, elemento essencial aos tecidos cerebrais; e magnésio, que é constituinte dos ossos e regula as funções musculares e nervosas.

Utensílios necessários: liquidificador e peneira
Rendimento: 2 porções
Valor calórico: 200kcal (porção)
Nível de dificuldade: médio
Tempo de preparo: 50 minutos
Congelamento: até 30 dias

Sopa de abobrinha

Utensílio necessário: liquidificador
Rendimento: 4 porções
Valor calórico: 230kcal (porção)
Nível de dificuldade: fácil
Tempo de preparo: 30 minutos
Congelamento: até 30 dias

DICA: Se quiser uma sopa menos calórica, substitua metade da batata por 1 1/2 chuchu médio (resultando em porções de 165kcal cada).

2 dentes de alho picados
2 cebolas médias picadas
2 colheres de sopa de azeite de oliva
5 batatas médias picadas
4 abobrinhas médias picadas
2 litros de água fervente
1 colher de sopa de raiz-forte
1/2 colher de chá de noz-moscada
1 colher de sobremesa de sal marinho

Preparo:

1. Refogar o alho e a cebola no azeite.
2. Juntar a batata e a abobrinha e acrescentar a água fervente.
3. Cozinhar até que a batata e a abobrinha estejam macias, deixar esfriar e bater no liquidificador.
4. Voltar com a mistura ao fogo, acrescentar a raiz-forte, a noz-moscada e o sal e cozinhar por mais 5 minutos.

Sopa de batata-doce

1 1/2 chuchu médio
4 cenouras médias
5 xícaras de batata-doce picada
1 cebola grande
3 dentes de alho
2 litros de água
1 colher de sopa rasa de sal marinho
2 colheres de sopa de shoyu
salsinha ou folhas de cenoura para enfeitar

Utensílio necessário: liquidificador
Rendimento: 5 porções
Valor calórico: 240kcal (porção)
Nível de dificuldade: fácil
Tempo de preparo: 50 minutos
Congelamento: até 30 dias

Preparo:

1. Cozinhar todos os ingredientes por 40 minutos, com exceção do sal e do shoyu.
2. Apagar o fogo, deixar amornar e levar ao liquidificador.
3. Bater bem, voltar ao fogo, adicionar o sal e o shoyu e ferver por mais 3 minutos.
4. Enfeitar com galhos de salsinha ou folhas de cenoura.

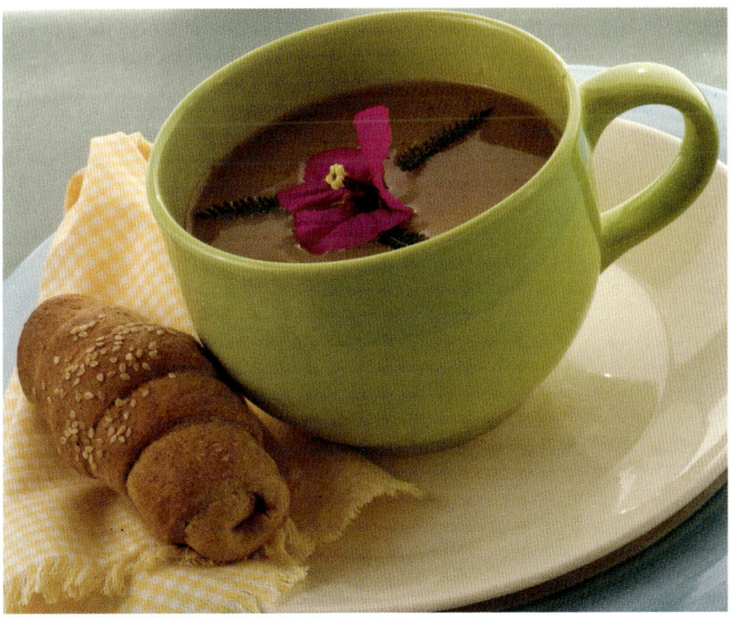

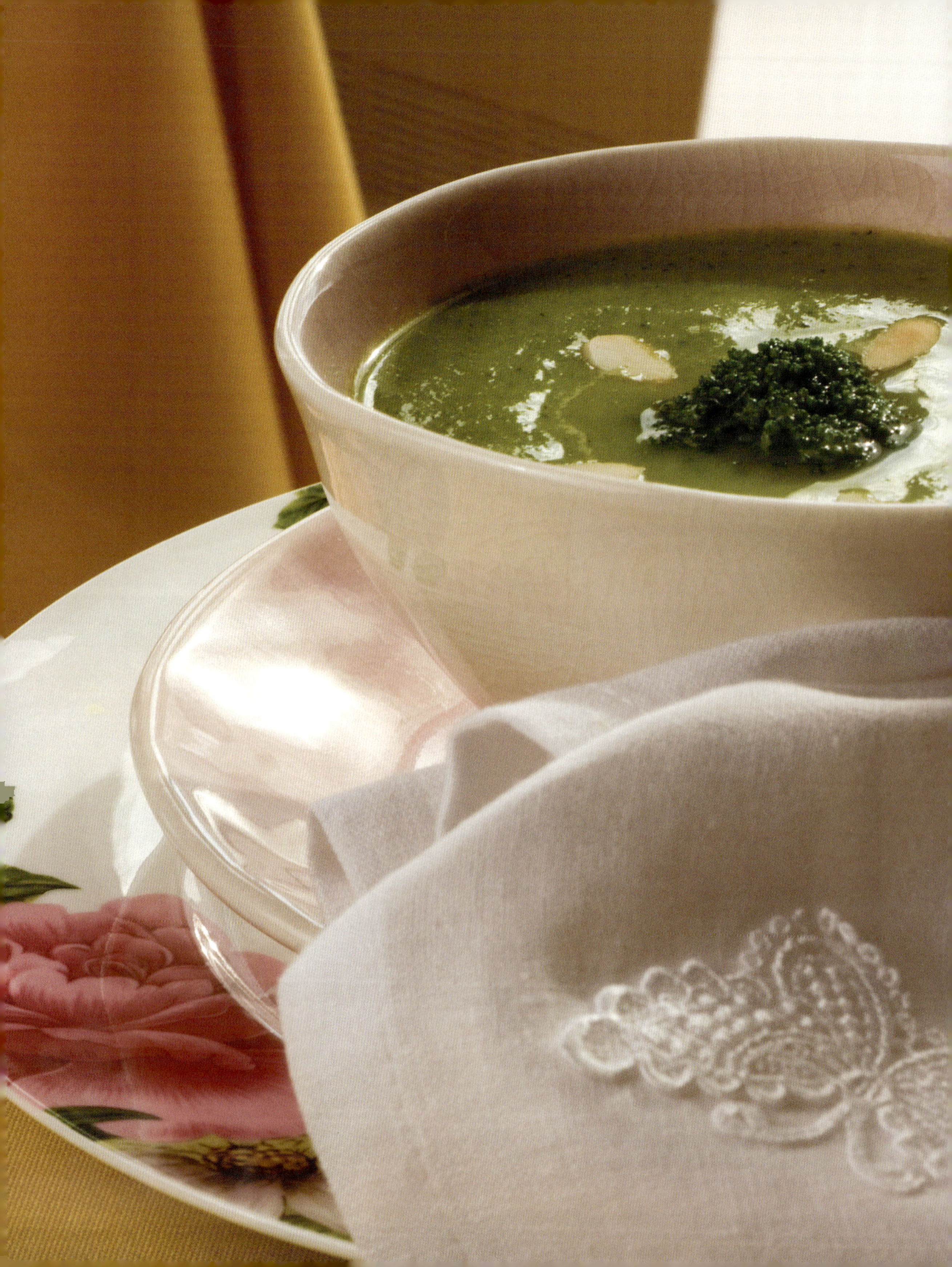

Sopa de brócolis

1 dente de alho
1 cebola picada
2 colheres de sopa de óleo de girassol
1 batata-inglesa média descascada e picada
1 cenoura grande descascada e picada
1 abobrinha grande descascada e picada
2 litros de água
3 colheres de chá de sal marinho
1 maço de brócolis picado, reservar alguns ramos para enfeitar depois de pronto
1 colher de sobremesa de raiz-forte
amêndoas para enfeitar

Preparo:

1. Dourar o alho e a cebola no óleo, acrescentar a batata, a cenoura e a abobrinha.
2. Juntar 1 litro de água e 1 colher de chá de sal e deixar cozinhar por cerca de 25 minutos. Reservar.
3. Em outra panela, acrescentar 1 litro de água e o restante do sal e cozinhar os brócolis por 3 minutos.
4. Reservar alguns ramos de brócolis e bater o restante no liquidificador com 2 xícaras da água da fervura.
5. Colocar os brócolis batidos novamente na panela, adicionar o restante do sal e a raiz-forte e deixar ferver por aproximadamente 5 minutos.
6. Enfeitar com amêndoas em pedaços e os brócolis reservados.

Palavras da nutricionista

Além de nutritivos, os brócolis parecem também proteger contra muitos tipos de câncer. Algumas de suas substâncias bloqueiam a ação de hormônios que estimulam a evolução dos tumores, enquanto outras inibem o crescimento dos tumores ou fomentam a ação de enzimas protetoras. Também possuem alto teor de bioflavonoides e de outros antioxidantes – substâncias que protegem as células contra as mutações e os danos provocados por moléculas instáveis –, além de conterem vitaminas e minerais essenciais em abundância.

Utensílios necessários: liquidificador e 2 panelas
Rendimento: 3 porções
Valor calórico: 200kcal (porção)
Nível de dificuldade: médio
Tempo de preparo: 40 minutos
Congelamento: até 30 dias

Sopa indiana de couve-flor

Utensílio necessário: liquidificador
Rendimento: 3 porções
Valor calórico: 140kcal (porção)
Nível de dificuldade: fácil
Tempo de preparo: 30 minutos
Congelamento: até 30 dias

1 dente de alho picado
1 cebola picada
1 colher de sopa de óleo de girassol
1 batata-inglesa grande descascada e picada
1 couve-flor pequena picada
5 1/3 xícaras de água
1/2 colher de sopa de gengibre fresco ralado
1 colher de chá de cúrcuma
2 colheres de chá de sal marinho
2 colheres de sopa de iogurte natural
ramos de salsinha e sementes de mostarda para enfeitar

Preparo:

1. Em uma panela, refogar o alho e a cebola no óleo.
2. Acrescentar a batata, a couve-flor e a água e deixar cozinhar por cerca de 20 minutos.
3. Retirar os legumes do fogo, esperar amornar e bater no liquidificador.
4. Levar essa mistura ao fogo novamente, adicionar o gengibre, o cúrcuma, o sal e o iogurte e deixar ferver por mais 5 minutos.
5. Enfeitar com a salsinha e as sementes de mostarda.

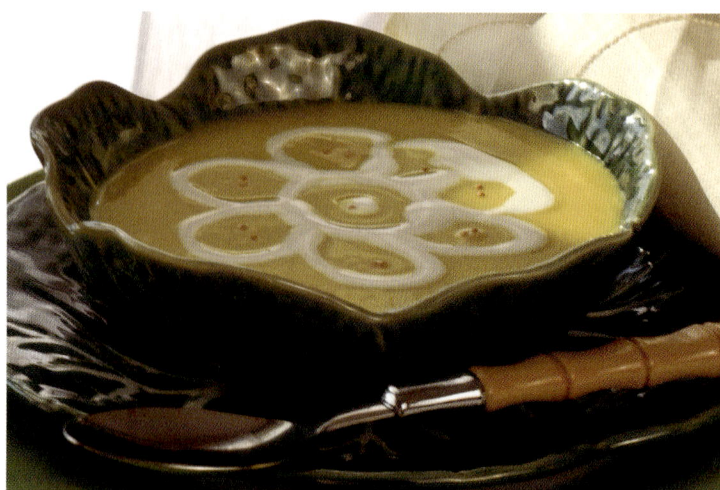

Sopa asiática

2 colheres de sopa de óleo de milho
2 cebolas médias picadas
2 alhos-porós cortados ao meio e depois em fatias finas
2 batatas-inglesas grandes
2 xícaras de cogumelos frescos e limpos
6 xícaras de água
1 maço de espinafre
1/2 colher de chá de gengibre ralado
1/2 colher de chá de curry
1 colher de chá de sal marinho
1 colher de sopa de suco de limão
1 colher de sopa de cebolinha

Utensílios necessários: panela grande, liquidificador e panela pequena
Rendimento: 4 porções
Valor calórico: 230kcal (porção)
Nível de dificuldade: médio
Tempo de preparo: 40 minutos
Congelamento: até 30 dias

Preparo:

1. Numa panela grande, aquecer uma colher de óleo e refogar a cebola em fogo alto até que fique ligeiramente dourada.
2. Acrescentar o alho-poró, a batata, a metade dos cogumelos e a água e deixar ferver por 30 minutos com a panela tampada.
3. Retirar do fogo, deixar esfriar e bater no liquidificador com o espinafre cru.
4. Levar novamente a sopa ao fogo médio, adicionar o gengibre, o curry, o sal, o suco de limão e a cebolinha e deixar cozinhar por 5 minutos. Reservar.
5. Numa panela pequena, refogar, no restante do óleo, a outra metade dos cogumelos por 3 minutos. Colocar sobre a sopa na hora de servir.

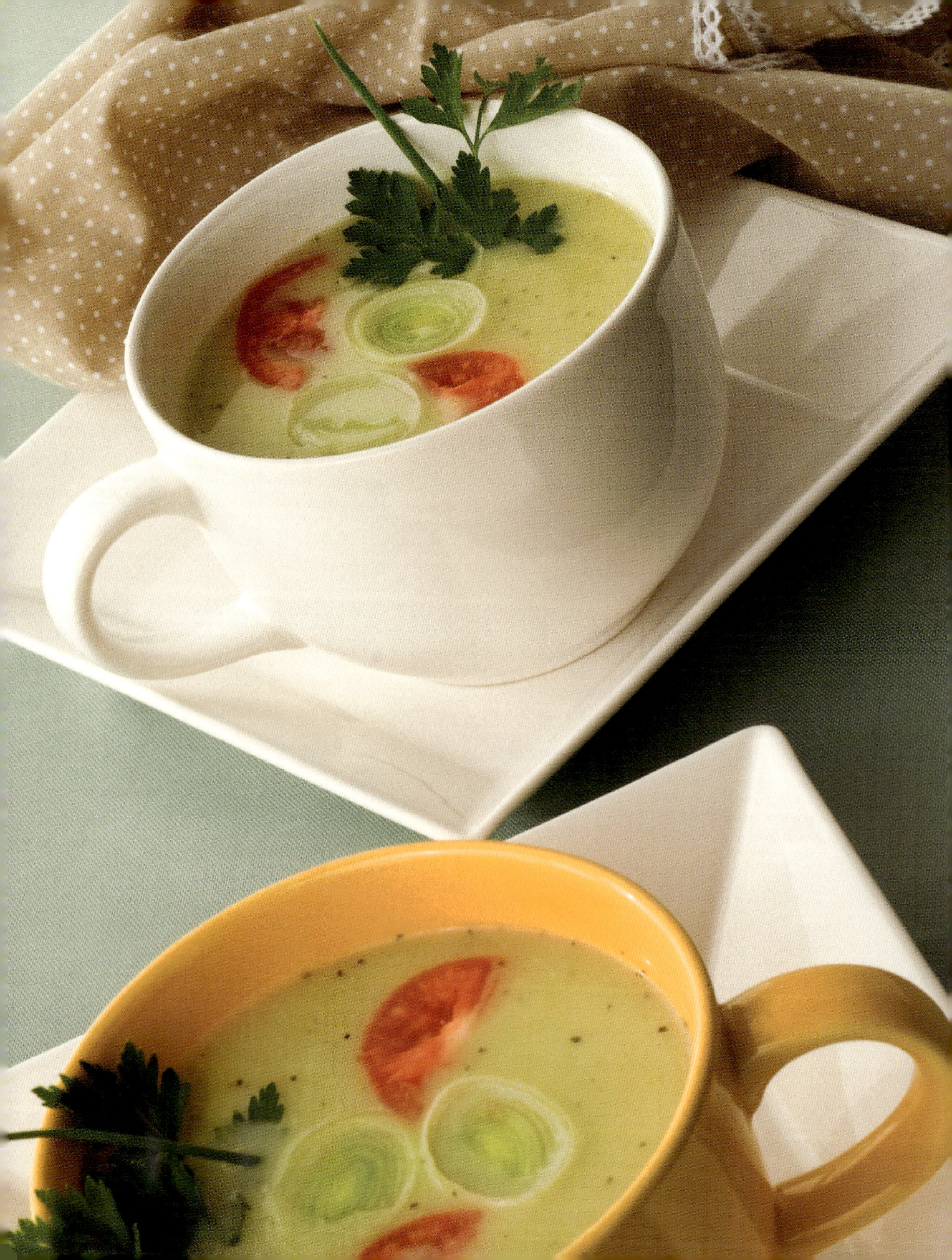

Sopa de alho-poró

1 colher de sopa de ghee (ver receita na p. 146)
1 cebola pequena bem picada
3 alhos-porós picados
1 batata-inglesa grande sem casca em cubinhos
2 colheres de sopa de aipo em cubinhos
3 xícaras de água
2 colheres de chá de sal marinho
1 colher de chá de manjericão
1 1/3 xícara de leite desnatado morno
salsinha para enfeitar

Utensílio necessário: liquidificador
Rendimento: 2 porções
Valor calórico: 240kcal (porção)
Nível de dificuldade: fácil
Tempo de preparo: 50 minutos
Congelamento: até 30 dias

Preparo:

1. Numa panela, derreter o ghee e refogar a cebola até dourar.
2. Adicionar o alho-poró, a batata, o aipo, a água e o sal.
3. Tampar e deixar ferver por 30 a 40 minutos.
4. Retirar do fogo, deixar amornar e bater no liquidificador.
5. Levar essa mistura novamente à panela, acrescentar o manjericão e o leite, e cozinhar por mais 10 minutos.
6. Salpicar salsinha e servir em seguida.

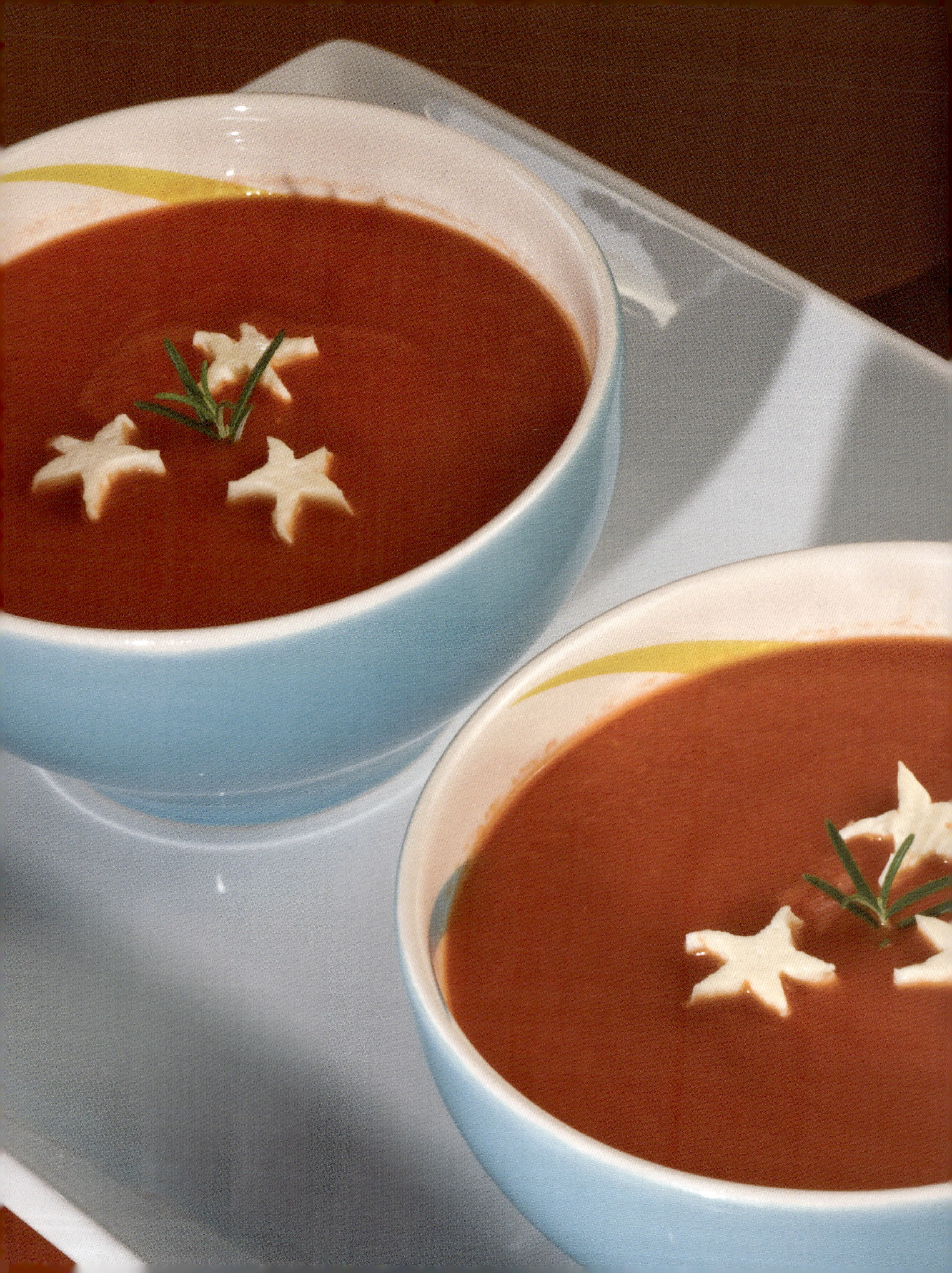

Sopa de tomate e funcho

3 colheres de sopa de azeite de oliva
1 cebola média
4 dentes de alho
10 tomates médios sem semente e sem pele
4 funchos médios
8 chuchus médios
8 batatas médias
2 litros de água
1 colher de chá de sal marinho
2 folhas de louro
2 colheres de sopa de estragão fresco picado
1 colher de sopa de molho inglês
folhas de funcho para enfeitar

Preparo:

1. Numa panela refogar o azeite, a cebola e o alho por 5 minutos.
2. Juntar o tomate, o funcho, o chuchu e a batata, acrescentar a água e cozinhar até amaciar (cerca de 20 minutos).
3. Retirar do fogo e deixar amornar.
4. Bater no liquidificador, peneirar e devolver à panela, se necessário acrescentar mais água.
5. Temperar com o sal, as folhas de louro, o estragão e o molho inglês.
6. Enfeitar com folhas de funcho e servir.

Palavras da nutricionista

Os tomates são, de longe, a fonte mais rica em licopeno, poderoso antioxidante que combate os radicais livres, retarda o envelhecimento e pode proteger contra o câncer, inclusive o de próstata. Todas essas características tornam essa sopa um item importante do nosso cardápio.

Utensílios necessários: liquidificador e peneira
Rendimento: 4 porções
Valor calórico: 200kcal (porção)
Nível de dificuldade: fácil
Tempo de preparo: 25 minutos
Congelamento: até 30 dias

legumes

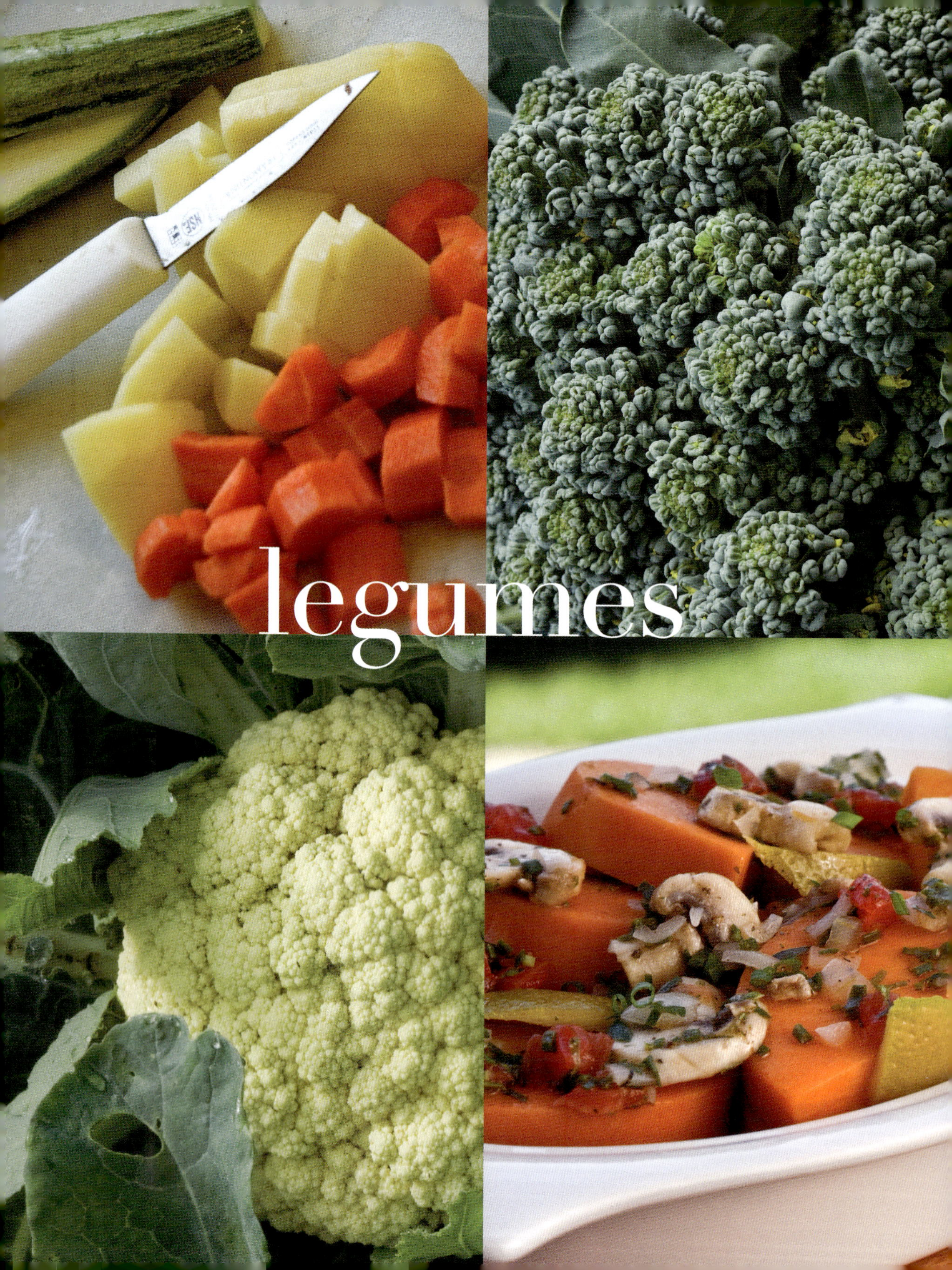

Ervilha-torta com ervas

1/2 litro de água fervente
2 colheres de chá de sal marinho
500g de ervilha-torta limpa
2 colheres de sopa de azeite de oliva
1 cebola média ralada
1 colher de sopa de tomilho
1 colher de sopa de salsinha

Preparo:

1. Em uma panela, colocar a água fervente, 1 colher de sal e a ervilha.
2. Cozinhar por 5 minutos, escorrer e reservar.
3. Em outra panela, colocar o azeite com a cebola ralada, acrescentar o tomilho, a salsinha e 1 colher de sal e refogar por 5 minutos.
4. Espalhar o refogado sobre as ervilhas e servir em seguida.

Utensílios necessários: escorredor e 2 panelas
Rendimento: 4 porções
Valor calórico: 130kcal (porção)
Nível de dificuldade: fácil
Tempo de preparo: 15 minutos
Congelamento: não recomendado

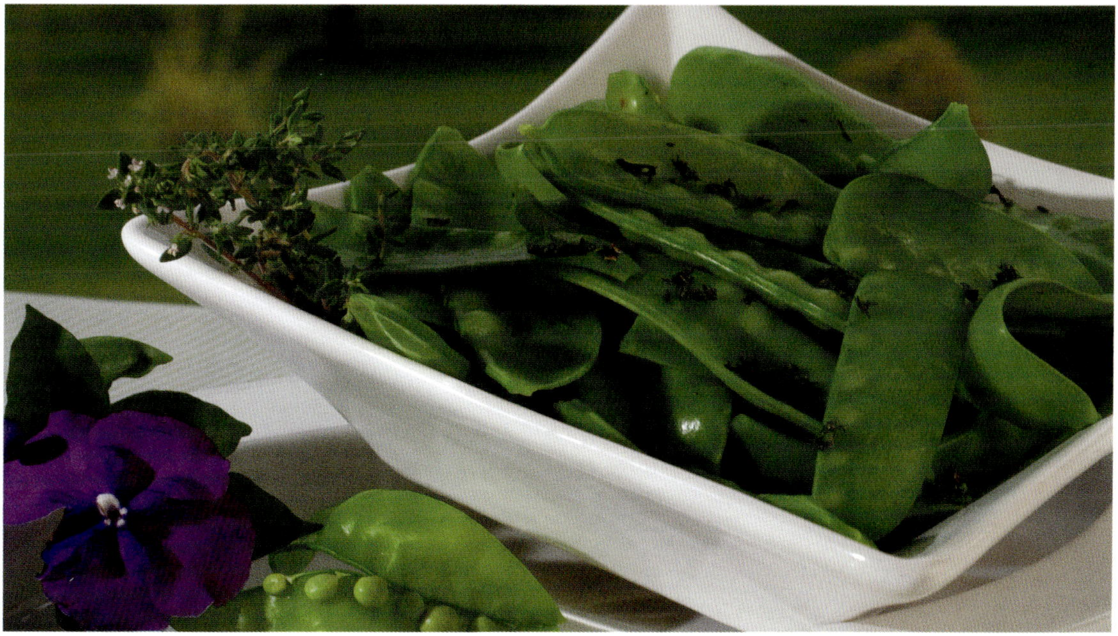

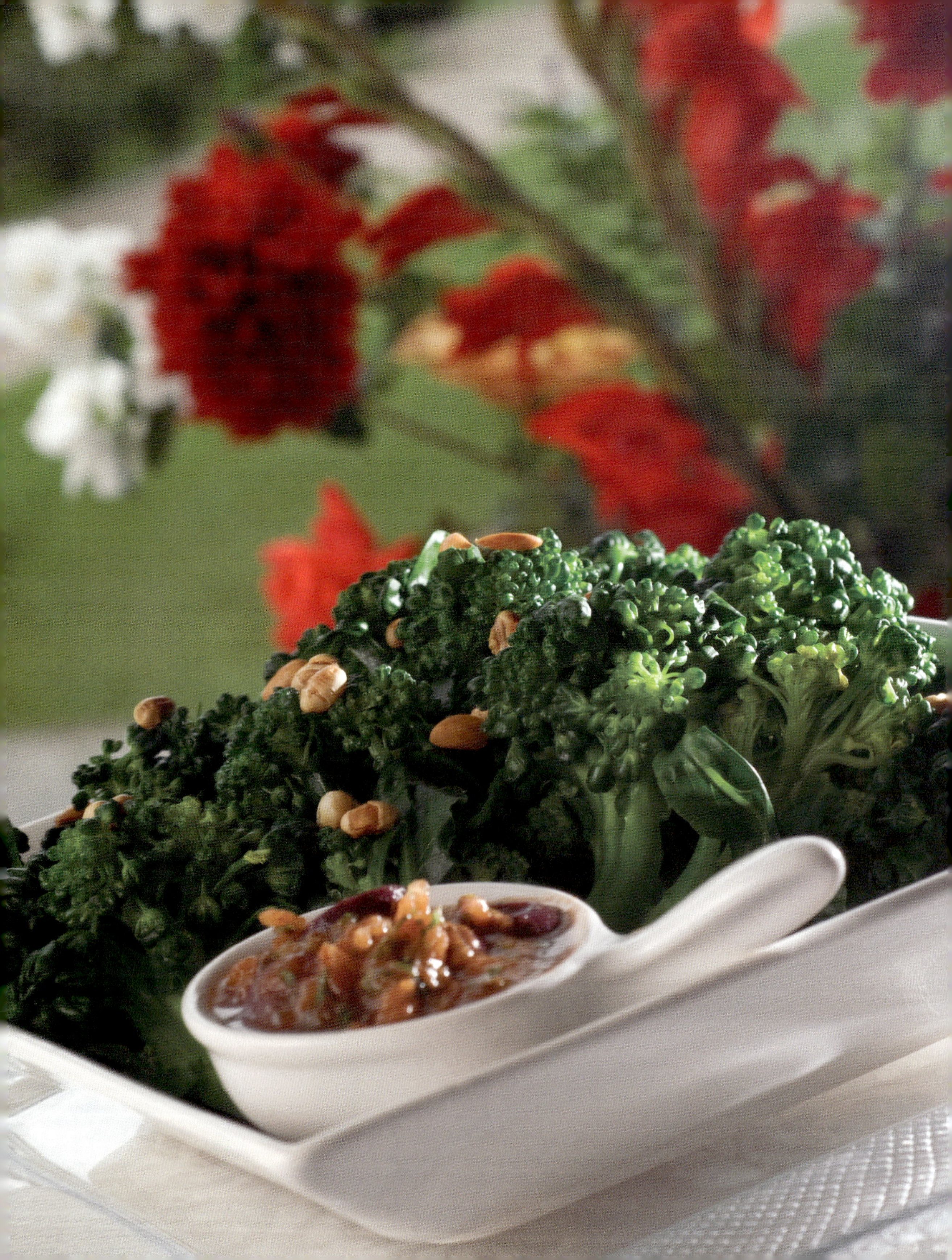

Brócolis ao molho de tomate e limão

Utensílio necessário: escorredor
Rendimento: 4 porções
Valor calórico: 190kcal (porção)
Nível de dificuldade: fácil
Tempo de preparo: 15 minutos
Congelamento: não recomendado

Para o brócolis:
1 maço de brócolis limpo
2 litros de água
1 colher de chá de sal marinho
1/4 de xícara de soja torrada para acompanhar

Para o molho de tomate e limão:
8 colheres de sopa de molho de tomate
2 colheres de chá de suco de limão
2 colheres de sopa de azeitonas pretas sem caroço e picadas
1 colher de sopa de sal marinho
1 colher de sopa de salsinha fresca picada

Preparo do brócolis:
1. Colocar os brócolis para cozinhar na água e sal por 5 minutos.
2. Escorrer e reservar.

Preparo do molho de tomate e limão:
1. Em uma panela, colocar o molho de tomate, o suco do limão, as azeitonas e o sal e levar ao fogo por cerca de 3 minutos.
2. Quando retirar do fogo, acrescentar a salsinha.
3. Colocar o molho sobre os brócolis e servir em seguida com a soja torrada.

Cogumelos ao shoyu

Rendimento: 2 porções
Valor calórico:
150kcal (porção)
Nível de dificuldade: fácil
Tempo de preparo:
15 minutos
Congelamento: até 30 dias

2 colheres de sopa de ghee (ver receita na p. 146)
1 cebola média picada
2 xícaras de cogumelos-de-paris lavados e cortados em 2 ou 3 pedaços (conforme o tamanho dos cogumelos)
2 colheres de sopa de shoyu
1/2 colher de sopa de amido de milho
2 colheres de sopa de água
1 colher de sopa de salsinha

Preparo:

1. Refogar numa panela o ghee e a cebola, acrescentar os cogumelos e o shoyu e deixar cozinhar por 10 minutos.
2. Dissolver, então, o amido de milho na água e misturar bem até formar um creme.
3. Juntar o creme aos cogumelos e deixar cozinhar por mais 4 minutos.
4. Retirar do fogo, adicionar a salsinha e servir em seguida.

Abóbora com hortelã

3 1/2 xícaras de abóbora cortada em cubinhos
2 litros de água
1 colher de sobremesa de sal marinho
5 colheres de sopa de hortelã picada
1 colher de sopa de ghee (ver receita na p. 146)

Preparo:

1. Cozinhar a abóbora em uma panela com a água e o sal e escorrer.
2. Misturar a hortelã com o ghee e uma pitada de sal e juntar à abóbora. Servir em seguida.

Palavras da nutricionista

A abóbora possui altas doses de vitamina A e poucas calorias. Alimento versátil, pode ser utilizado em cremes, sopas, doces etc. O casamento com a hortelã deixa a receita muito saborosa e conta com os benefícios dessa erva, que tem propriedade antifúngica, anti-inflamatória, analgésica, anestésica e antiespasmódica, além de ser calmante e digestiva. Estudos sugerem sua relação com a melhora significativa da acne.

Utensílio necessário: escorredor
Rendimento: 5 porções
Valor calórico: 40kcal (porção)
Nível de dificuldade: fácil
Tempo de preparo: 15 minutos
Congelamento: não recomendado

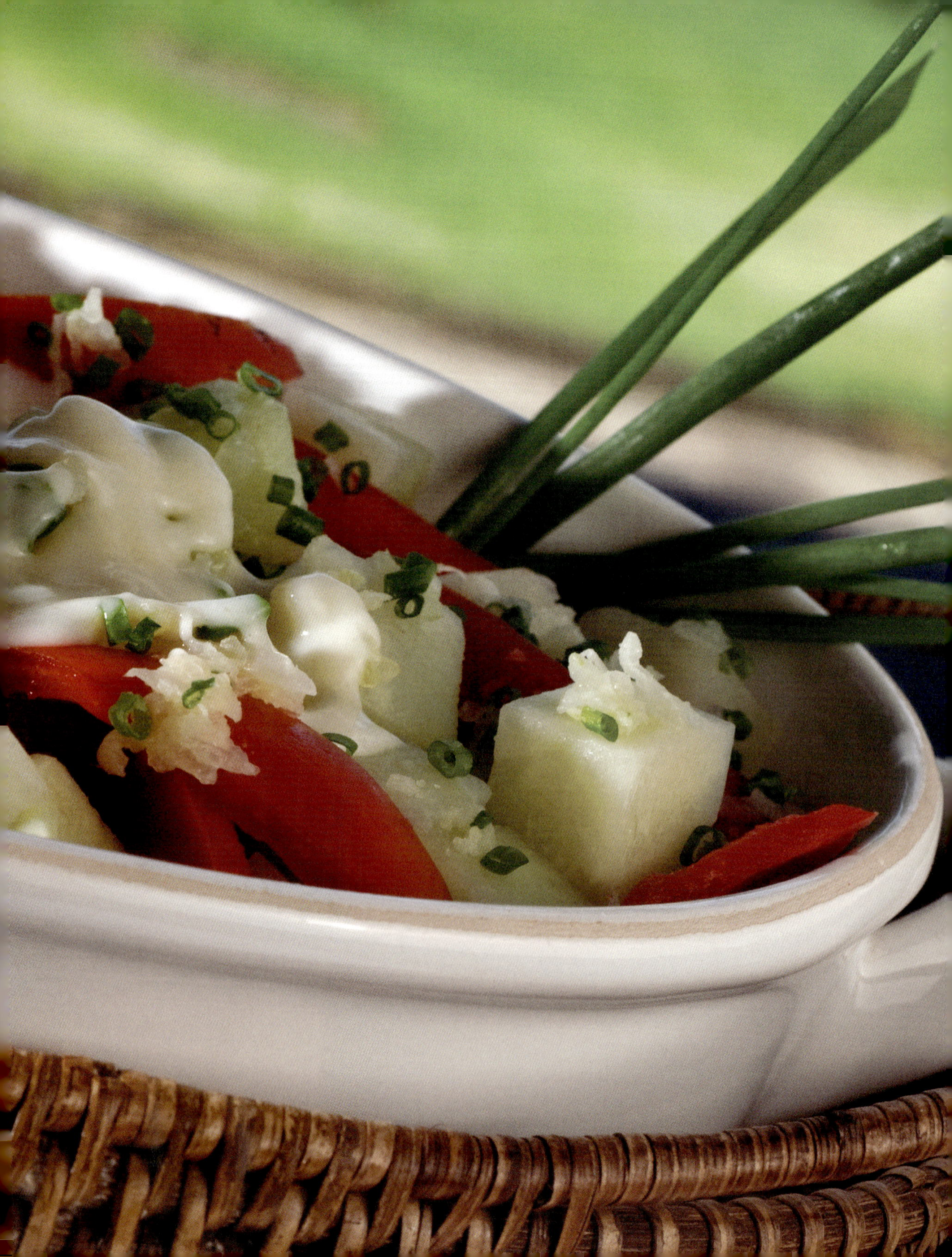

Refogado à baiana

Rendimento: 4 porções
Valor calórico: 80kcal (porção)
Nível de dificuldade: fácil
Tempo de preparo: 25 minutos
Congelamento: não recomendado

Para o molho branco:
2 colheres de sopa de ghee (ver receita na p. 146)
2 colheres de sopa de farinha de trigo integral
1 xícara de chá de leite desnatado
1 xícara de leite de coco
1 colher de chá de sal marinho

Para o refogado à baiana:
1 cebola ralada
1 colher de sopa de ghee
3 chuchus descascados e cortados em cubinhos
2 tomates descascados e cortados em cubinhos
1 pimentão vermelho cortado em cubinhos
1 colher de chá de sal marinho
2 colheres de sopa de cheiro-verde picado para enfeitar

Preparo do molho branco:

1. Numa panela, derreter o ghee, acrescentar a farinha e cozinhar até misturar bem os dois ingredientes, acrescentar o leite, o leite de coco e o sal e mexer até formar um creme.
2. Cozinhar por 10 minutos e reservar.

Preparo do refogado à baiana:

1. Refogar a cebola no ghee, acrescentar o chuchu e cozinhar por 10 minutos, até que fique macio.
2. Adicionar o tomate, o pimentão e o sal e deixar cozinhar com a panela tampada por mais 4 minutos. Reservar.
3. Dispor o refogado numa travessa, cobrir com o molho branco previamente preparado e salpicar o cheiro-verde.

Milho verde cremoso

Rendimento: 6 porções
Valor calórico:
170kcal (porção)
Nível de dificuldade: fácil
Tempo de preparo:
15 minutos
Congelamento:
não recomendado

2 dentes de alho amassados
1 colher de sobremesa de ghee (ver receita na p. 146)
4 xícaras de milho verde
1 xícara de chá de água
1 colher de sobremesa de sal marinho
2 colheres de sopa de amido de milho bem diluído em 1/3 de xícara de água
1/3 de xícara de leite ou creme de leite fresco
2 colheres de sopa de cebolinha

Preparo:

1. Refogar o alho com o ghee, acrescentar o milho, a água e o sal e deixar cozinhar por 10 minutos.
2. Acrescentar o amido de milho diluído.
3. Juntar o leite ou o creme de leite e a cebolinha verde.

Funcho com abacaxi ao molho de cúrcuma

4 funchos grandes cortados em 4
1 1/2 xícara de água
1 colher de chá de sal marinho
1 colher de sobremesa rasa de cúrcuma
1 colher de sobremesa de azeite de oliva
2 rodelas de abacaxi picadas em cubinhos
1 colher de sopa de amido de milho diluído em 4 colheres de sopa de água
2 colheres de sobremesa de folhas de funcho picadas

Preparo:

1. Colocar o funcho para cozinhar na água com o sal, o cúrcuma e o azeite até amaciar.
2. Juntar o abacaxi, cozinhar por mais 5 minutos e acrescentar o amido de milho diluído e as folhas de funcho picadas.
3. Cozinhar por mais 3 minutos. Servir em seguida.

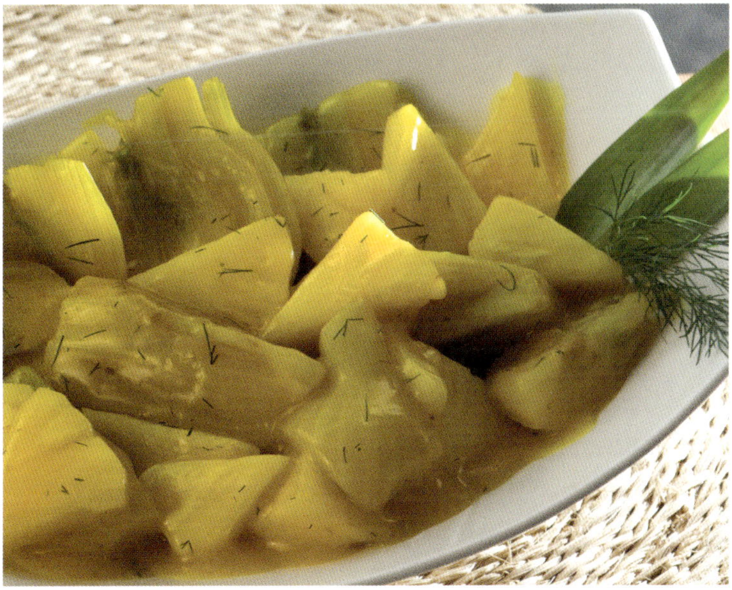

Palavras da nutricionista

Substancioso, apesar de conter baixo teor de calorias, o funcho é o alimento ideal para pessoas que desejam perder peso. Apesar de possuir um sabor característico, seus talos podem ser confundidos com o aipo. É excelente fonte de vitaminas A e C (especialmente as folhas), boa fonte de fibras, potássio, cálcio e ferro, e pobre em calorias.

Rendimento: 4 porções
Valor calórico: 90kcal (porção)
Nível de dificuldade: fácil
Tempo de preparo: 15 minutos
Congelamento: não recomendado

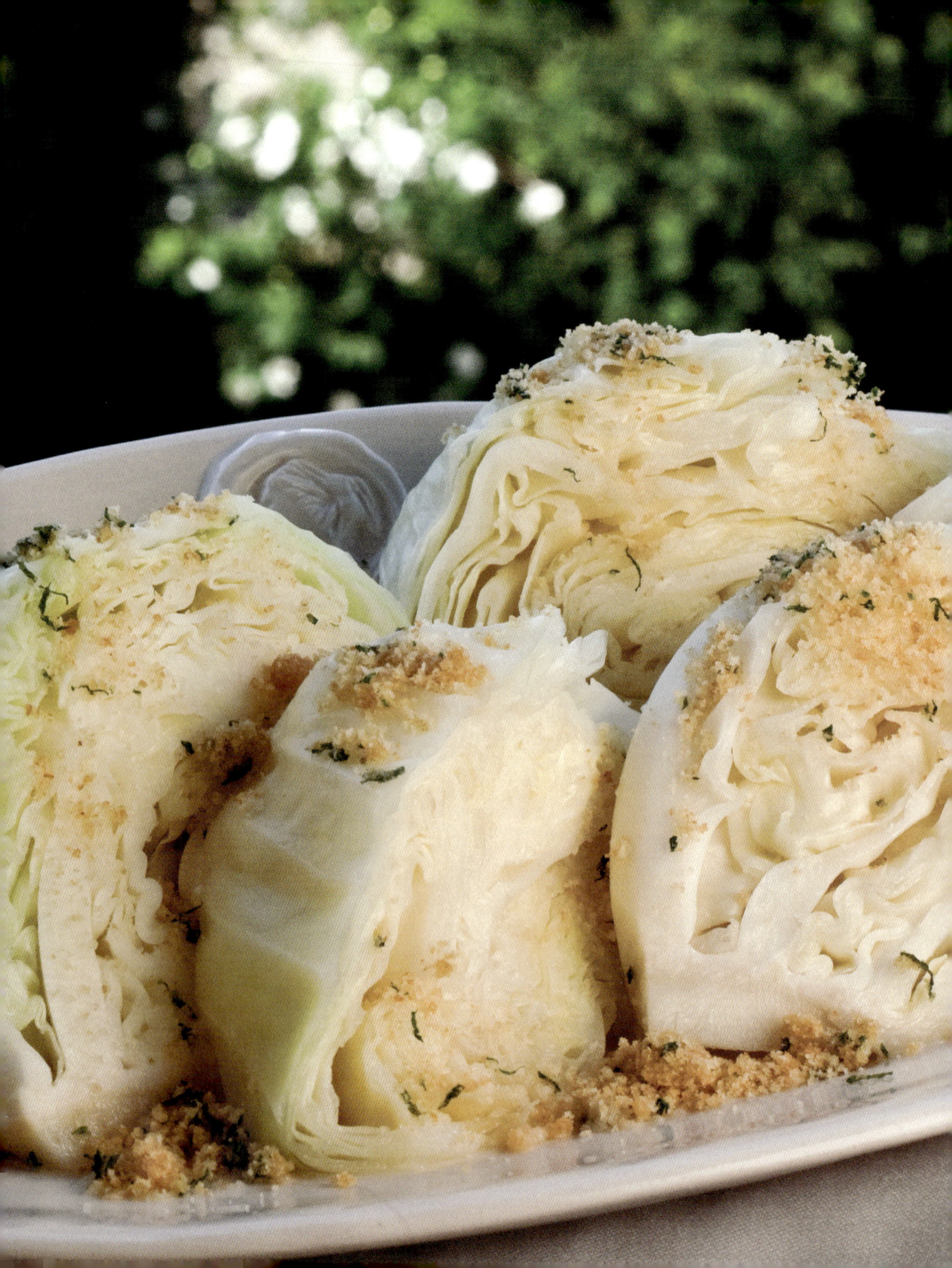

Repolho em pedaços

Rendimento: 5 porções
Valor calórico: 50kcal (porção)
Nível de dificuldade: fácil
Tempo de preparo: 10 minutos
Congelamento: não recomendado

Para o repolho:
1/2 repolho médio cortado em pedaços
2 litros de água fervente
1 colher de sobremesa de sal marinho

Para a farofa:
1/4 de xícara de farinha de rosca
1 colher de sopa de ghee (ver receita na p. 146)
1 colher de sopa de salsinha
1 colher de sopa de suco de limão
1/2 colher de chá de sal marinho

Preparo do repolho:
1. Colocar o repolho em uma panela média com a água fervente e o sal.
2. Cozinhar por 6 minutos. Escorrer a água e reservar os repolhos.

Preparo da farofa:
1. Em uma frigideira, colocar a farinha de rosca com o ghee.
2. Levar ao fogo e mexer até misturar o ghee com a farinha.
3. Acrescentar a salsinha, o suco de limão e o sal.

Montagem:
Colocar a farofa por cima do repolho e servir.

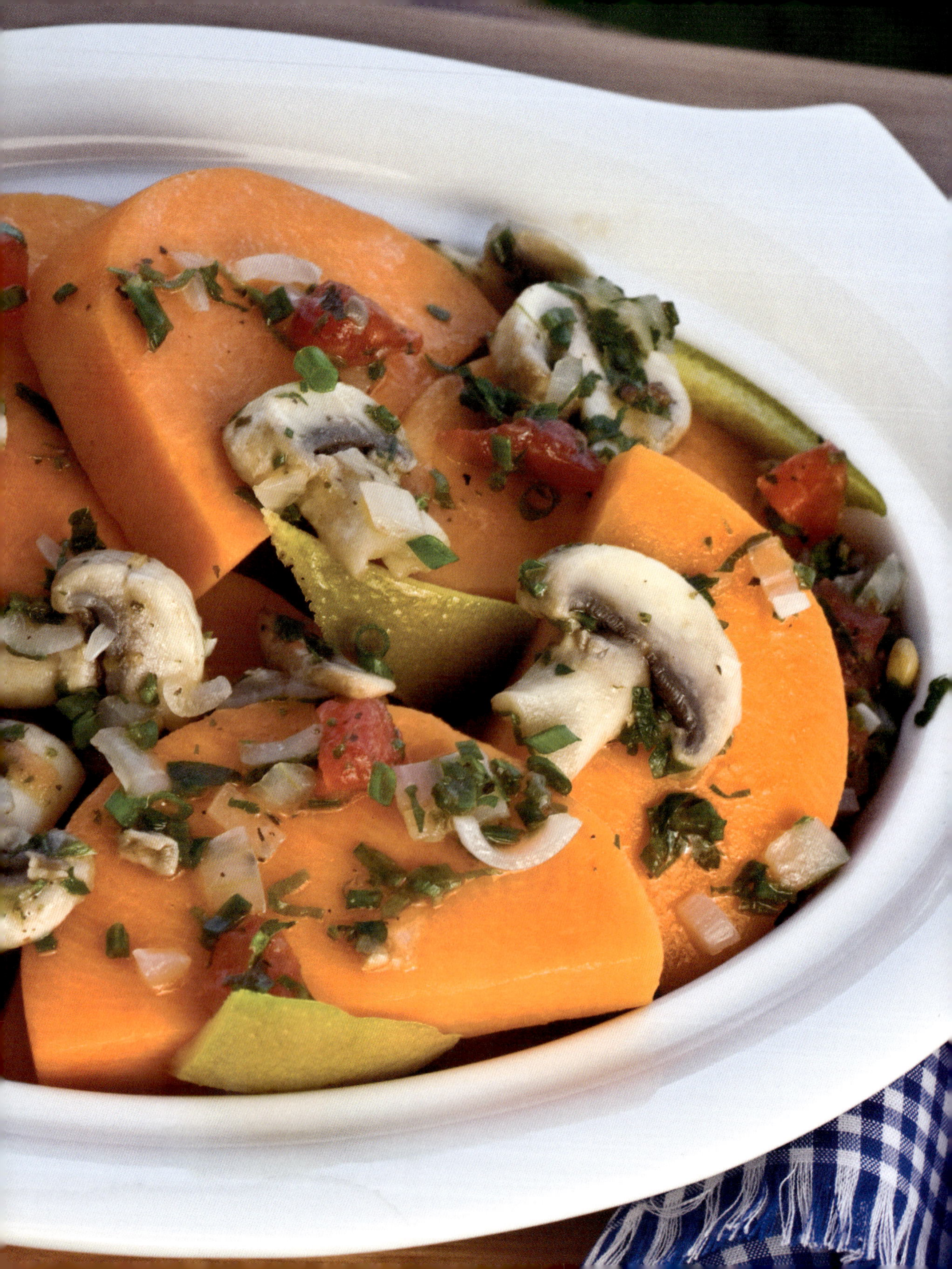

Abóbora com vinagrete quente de cogumelos

3 1/2 xícaras de abóbora de pescoço descascada e picada
casca de 1 laranja média
1 litro de água
1 xícara de chá de cogumelos-de-paris finamente cortados
1 tomate médio sem semente picado
1/2 cebola média picada
2 colheres de sopa de ervas frescas picadas (salsinha, manjericão e cebolinha verde)
2 colheres de sopa de suco de limão
2 colheres de sopa de azeite de oliva
1 colher de chá de sal marinho
agrião para acompanhar

Utensílios necessários:
2 panelas e escorredor
Rendimento: 4 porções
Valor calórico:
180kcal (porção)
Nível de dificuldade: fácil
Tempo de preparo:
20 minutos
Congelamento:
não recomendado

Preparo:

1. Colocar em uma panela a abóbora e a casca de laranja, cobrir com água e cozinhar até a abóbora ficar al dente.
2. Retirar do fogo, escorrer a água e reservar a abóbora.
3. Em outra panela, colocar os cogumelos, o tomate, a cebola, as ervas frescas, o suco de limão, o azeite e o sal. Tampar a panela e levar ao fogo baixo por 3 minutos.
4. Retirar do fogo e deixar descansar por 2 minutos com a panela tampada.
5. Juntar a abóbora e servir acompanhada de agrião.

pratos principais

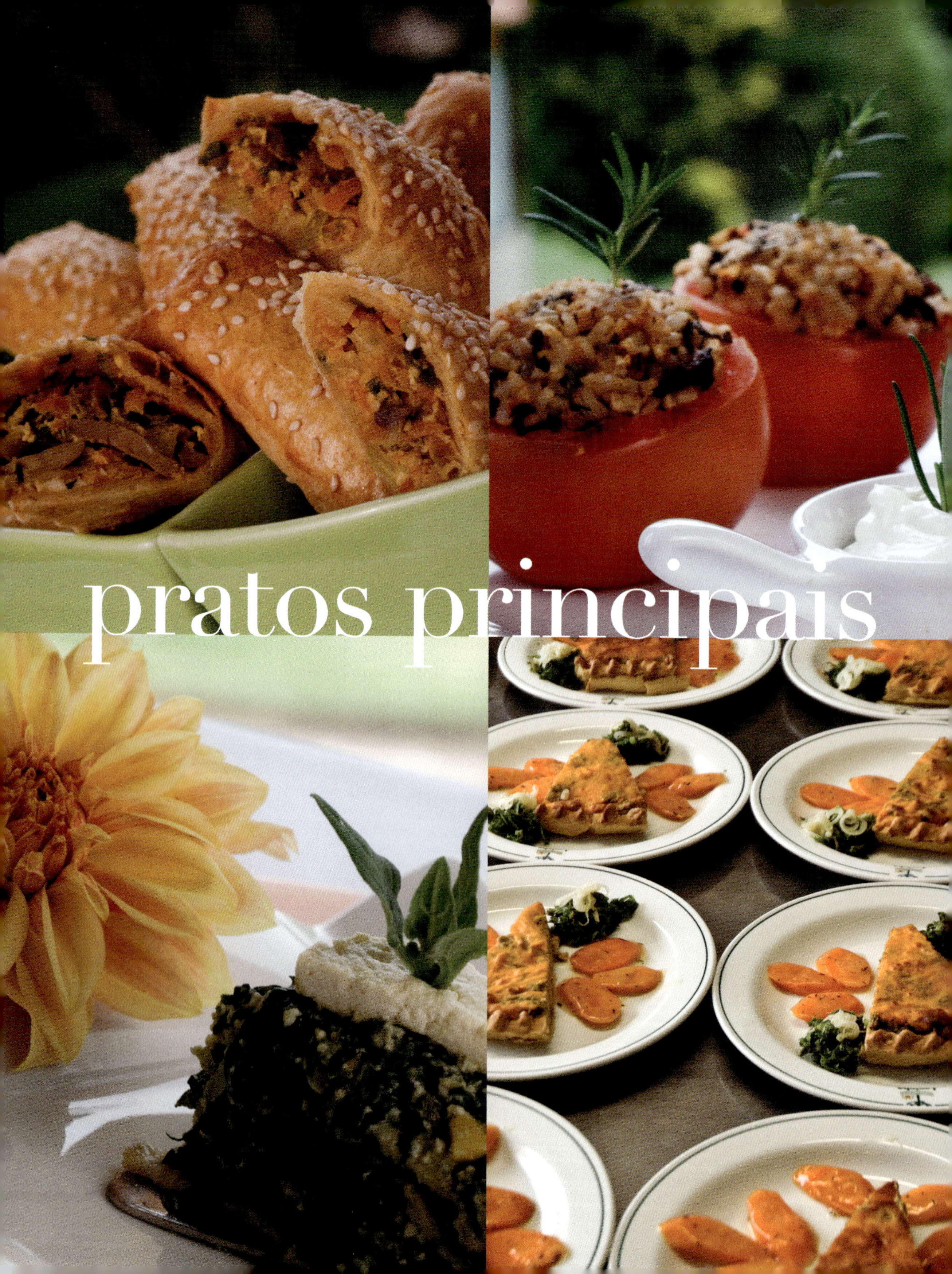

Quibe de queijo e legumes

Utensílio necessário: fôrma
Rendimento: 5 porções
Valor calórico: 280kcal (porção)
Nível de dificuldade: fácil
Tempo de preparo: 20 minutos
Congelamento: não recomendado

Para a massa:

1 xícara de trigo para quibe demolhado de véspera em 1 xícara de água
2 dentes de alho socados
1 colher de chá de sal marinho
1 colher de sopa de ghee (ver receita na p. 146) ou óleo
1 colher de sopa de hortelã picada

Para o recheio:

1 cebola grande em rodela
1 dente de alho socado
2 colheres de sopa de ghee
2 cenouras médias raladas
4 tomates médios sem pele e sem sementes cortados em cubinhos
1 pimentão vermelho pequeno cortado em cubinhos
3 colheres de sopa de molho de tomate
1 pitada de noz-moscada
1 colher de chá de sal marinho
2 colheres de sopa de hortelã

Para a montagem:

1 1/2 xícara de mozarela ralada

Preparo da massa:

1. Refogar a farinha de quibe no alho, no sal e no ghee ou óleo.
2. Acrescentar a hortelã.
3. Cozinhar por 5 minutos.

Preparo do recheio:

1. Refogar a cebola e o alho no ghee, acrescentar a cenoura, o tomate, o molho de tomate, o pimentão, a noz-moscada e o sal. Refogar por mais 3 minutos.
2. Retirar do fogo e adicionar a hortelã. Reservar.

Montagem:

Em uma fôrma untada, alternar camadas de farinha de quibe, recheio e mozarela. Levar para assar por 20 minutos.

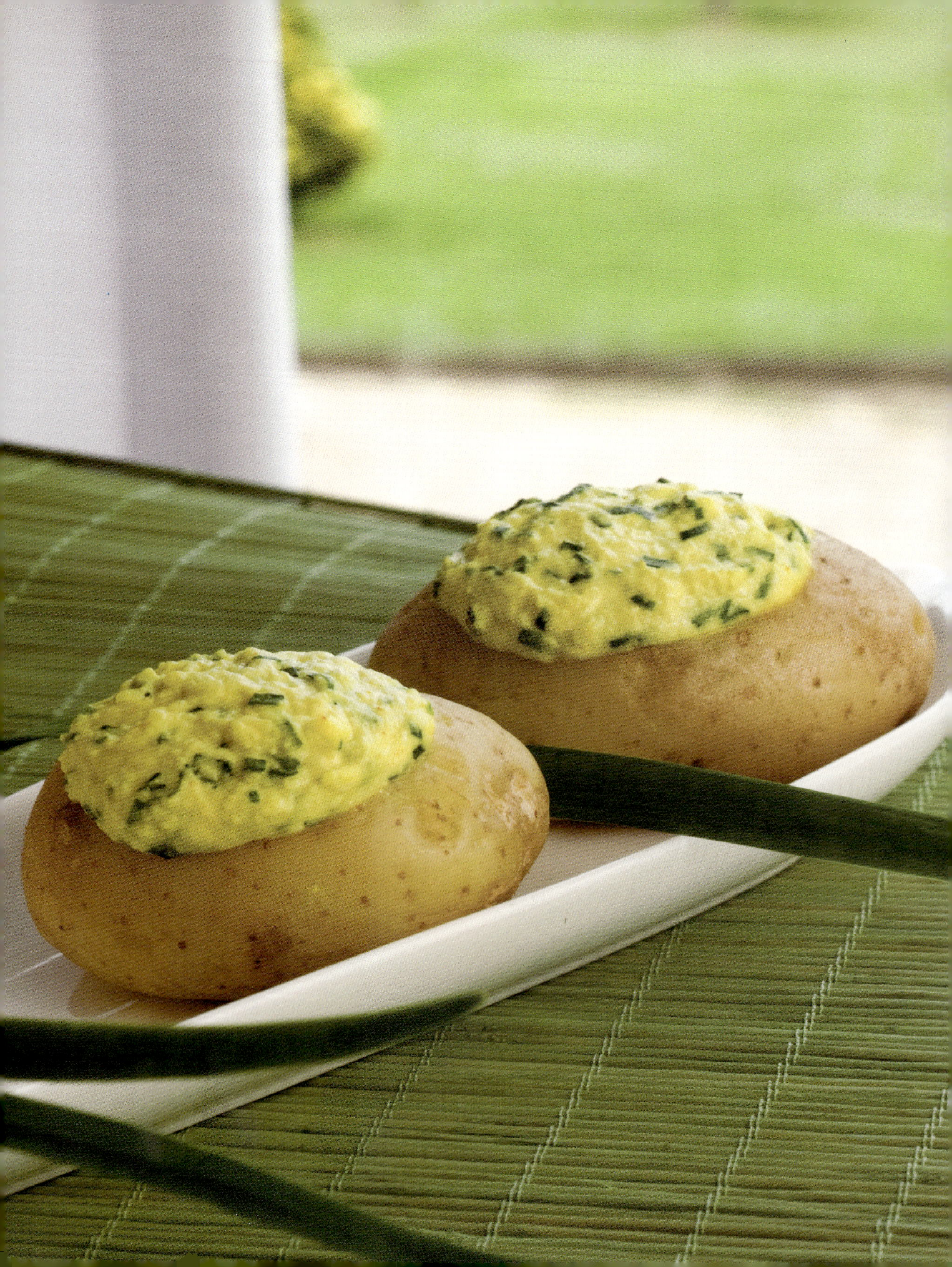

Batata recheada

Para a batata:
4 batatas médias com casca
1 colher de chá de sal marinho

Para o recheio:
1 1/4 xícara de ricota
1/2 xícara de iogurte dessorado (ver receita na p. 145)
1/2 colher de chá de açafrão em pó
3 colheres de sopa de nirá ou de cebolinha verde finamente picada

Preparo da batata:
1. Lavar as batatas com escova.
2. Cozinhar em água com sal por 15 minutos.
3. Deixar esfriar e, com uma colher ou um boleador, fazer, em cada batata, um buraco, para pôr o recheio.
4. Desprezar a polpa retirada.

Preparo do recheio:
Misturar a ricota, o iogurte, o açafrão e o nirá ou a cebolinha verde.

Montagem:
Rechear as batatas e levar ao forno por 15 minutos.

Palavras da nutricionista

Recomendo que, na elaboração desta receita, seja usada a batata orgânica, pois sua casca costuma reter muitos nutrientes. Se usar a batata não orgânica (cultivada com defensivos químicos), retirar a casca ao cozinhar.

Utensílios necessários: escova e boleador
Rendimento: 4 porções
Valor calórico: 120kcal (porção)
Nível de dificuldade: fácil
Tempo de preparo: 35 minutos
Congelamento: não recomendado

Palavras da nutricionista

Aprecio muito esta receita, pois, além de ser deliciosa, fornece nutrientes importantes provenientes das nozes, da berinjela e do gergelim – este último uma excelente fonte de cálcio. Para aqueles que, por alguma razão, não consomem laticínios, o ideal é incluir na alimentação diária 1 colher de chá de gergelim, que pode ser colocado em saladas ou sopas.

Utensílios necessários: boleador, assadeira e papel-alumínio
Rendimento: 4 porções
Valor calórico: 150kcal (porção)
Nível de dificuldade: fácil
Tempo de preparo: 25 a 30 minutos
Congelamento: não recomendado

Berinjela recheada à grega

Para a berinjela:
2 berinjelas médias
1 colher de chá de sal marinho

Para o recheio:
1 colher de sopa de óleo
1/2 xícara de cebola picada
1 dente de alho
1/2 pimentão vermelho picado
sal a gosto
3 folhas de alfavaca fresca finamente picadas ou 2 colheres de sopa de alfavaca desidratada
6 gotas de molho inglês
1 xícara de ricota esfarelada
1/2 xícara de nozes picadas
1/4 de xícara de gergelim torrado e moído
1/4 de xícara de mozarela ralada
1 colher de sopa de suco de limão fresco

Preparo da berinjela:
1. Cortar as berinjelas ao meio, no sentido do comprimento.
2. Retirar a polpa com um boleador ou uma colher, com cuidado para não remover a polpa branca que fica junto à casca. Reservar a polpa retirada.
3. Espalhar uma pitada de sal dentro das bandas de berinjela e levar para assar em forno quente por 5 minutos. Reservar.

Preparo do recheio:
1. Numa panela, esquentar o óleo, a cebola e o alho e refogar por 6 a 8 minutos.
2. Adicionar o pimentão e a polpa da berinjela, misturar e deixar cozinhar por mais 8 minutos, mexendo de vez em quando.
3. Acrescentar o sal, a alfavaca e o molho inglês, mexer mais um pouco e retirar do fogo.

4. Numa tigela, juntar a ricota, as nozes, o gergelim e a mozarela e adicionar essa mistura aos vegetais cozidos, acrescentando o suco de limão. Acertar o sal.

Montagem:

1. Dispor o recheio nas bandas de berinjela.
2. Numa assadeira coberta com papel-alumínio, levá-las ao forno preaquecido moderado por 25 a 30 minutos.

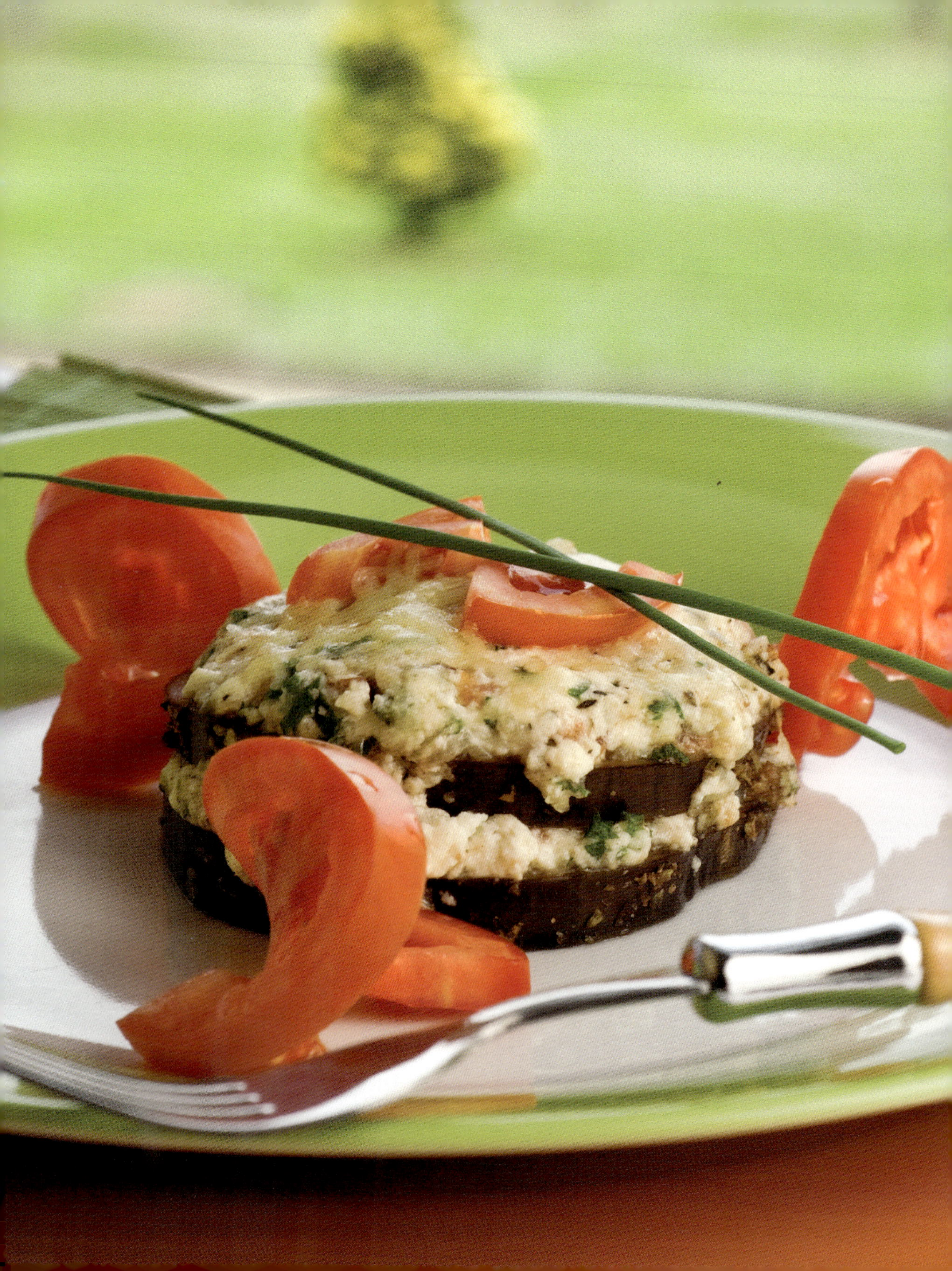

Berinjela em camadas

Para a berinjela:
1 berinjela média firme
1 colher de sopa de orégano
2 colheres de sopa de shoyu
suco de 1/2 limão
1/4 de xícara de gérmen de trigo
óleo para untar

Para o recheio:
1 colher de sopa de ghee (ver receita na p. 146)
2 colheres de sopa de cebola picada
1 dente de alho amassado
1 tomate grande, vermelho, firme e sem semente picado em quadradinhos
1/2 colher de chá de sal marinho
4 gotas de molho inglês
1 folha de alfavaca fresca ou manjericão
1 xícara de ricota
2 colheres de sopa de nozes torradas e picadas
2 colheres de sopa de salsinha fresca picada
2 colheres de sopa de cebolinha fresca picada
4 rodelas de tomate para enfeitar
1/4 de xícara de mozarela ralada para enfeitar

Preparo da berinjela:
1. Lavar e secar a berinjela.
2. Cortar em fatias compridas ou em rodelas de 1cm de espessura.
3. Dispor a berinjela em uma vasilha, adicionar o orégano e o shoyu e deixar secar por 10 minutos.
4. Juntar o suco do limão e, em seguida, passar as fatias de berinjela no gérmen de trigo.
5. Em uma fôrma untada com óleo, levar ao forno para assar por 7 minutos até dourar ligeiramente os dois lados.
6. Tirar do forno e reservar.

Palavras da nutricionista

Esta receita é uma das minhas preferidas, pois associa ingredientes leves e de grande valor nutricional, dando ênfase para a berinjela, a ricota, as nozes e o gérmen de trigo. Em virtude de terem alto teor de vitamina E, as nozes e o gérmen de trigo são significativos para o cérebro e a pele; além disso, as nozes são ricas em ômega 3 e resveratrol, que protegem as artérias.

Aqueles que têm intolerância aos laticínios, podem substituir a ricota pelo tofu e dispensar a mozarela.

Utensílios necessários:
fôrma e travessa refratária
Rendimento: 4 porções
Valor calórico:
240kcal (porção)
Nível de dificuldade: médio
Tempo de preparo:
50 minutos
Congelamento:
não recomendado

>> *continua*

>> *continuação*

Preparo do recheio:

1. Numa panela média, colocar o ghee e levar ao fogo baixo para derreter.
2. Juntar a cebola picada e o alho e refogar por 5 minutos em fogo médio.
3. Adicionar o tomate, refogar por 2 minutos e acrescentar o sal, o molho inglês e o manjericão.
4. Retirar do fogo, deixar esfriar um pouco e juntar a ricota, as nozes, a salsinha e a cebolinha.

Montagem:

1. Arrumar parte das berinjelas assadas em uma travessa refratária e sobre elas colocar o recheio.
2. Em cima, pôr outra camada de berinjela assada e acrescentar o restante do recheio.
3. Decorar com rodelas de tomate e salpicar a mozarela por cima.
4. Levar ao forno em temperatura moderada por 15 a 20 minutos.

Minitorta de ricota

Para a massa:
1 xícara de farinha de trigo branca
1/2 xícara de farinha de trigo integral
1 xícara de amido de milho
1 1/4 xícara de ghee (ver receita na p. 146)
1 gema de ovo
1/2 xícara de água ou o necessário para amolecer a massa
1/2 colher de sal marinho

Para o recheio:
1 dente de alho amassado
2 colheres de sopa de cebola picadinha
2 colheres de sopa de ghee
2 xícaras de leite desnatado
2 colheres de sopa de amido de milho
1 xícara de ricota passada na peneira
1 xícara de queijo ralado (reservar 1/2 xícara para polvilhar)
1/2 xícara de salsa picadinha
1 colher de sal marinho

Preparo da massa:
1. Misturar todos os ingredientes até obter uma massa uniforme.
2. Com um rolo, abrir a massa na espessura de 0,5cm e forrar a parte externa de forminhas de empadas.
3. Colocar as forminhas numa assadeira, com a parte forrada de massa virada para cima, e levar ao forno médio por 20 minutos ou até dourar.
4. Desenformar e reservar.

Preparo do recheio:
1. Dourar o alho e a cebola no ghee.
2. Juntar o leite e o amido de milho, mexendo até engrossar.
3. Retirar a panela do fogo, acrescentar os ingredientes restantes e misturar bem.

Montagem:
1. Dispor o recheio nas tortinhas previamente assadas e polvilhá-las com o queijo ralado.
2. Servir frias ou quentes.

Utensílios necessários:
rolo para abrir massa, forminhas para empadas e assadeira
Rendimento: 12 porções
Valor calórico: 300kcal (porção)
Nível de dificuldade: médio
Tempo de preparo: 50 minutos
Congelamento:
não recomendado

Tomate recheado à grega

Palavras da nutricionista

Trata-se de uma receita muito rica em fibras por conta de seus ingredientes – ameixa, arroz integral, tomate, nozes e aipo. Não se pode esquecer a importância das nozes na alimentação: elas são ricas em vitamina E e ômega 3. Esta receita é ainda adequada àqueles que têm intolerância aos laticínios; para isso, basta não usar o iogurte natural para acompanhar o prato.

Utensílio necessário:
travessa refratária rasa
Rendimento: 6 porções
Valor calórico:
290kcal (porção)
Nível de dificuldade: médio
Tempo de preparo:
40 minutos
Congelamento:
não recomendado

DICA: O tomate pode ser substituído por berinjela ou pimentão.

Para o tomate:
3 tomates grandes
sal a gosto

Para o recheio:
1 cebola grande picada
2 dentes de alho amassados
2 talos de aipo
3 colheres de sopa de azeite de oliva
1 xícara de arroz integral cozido
2 tomates picados sem semente e sem pele
3/4 de xícara de nozes picadas
1/3 de xícara de ameixas picadas ou uvas-passas
1 colher de chá de sal marinho
3 colheres de sopa de endro fresco picado ou 1 colher de chá de sementes de endro
3 colheres de sopa de hortelã fresca picada

Para a montagem:
azeite para regar
iogurte ou coalhada fresca natural
ramos de endro e hortelã fresca

Preparo do tomate:
1. Cortar o tomate ao meio, tirar a polpa com uma faca afiada e picar em pedaços bem finos.
2. Salgar por dentro e deixar escorrer de cabeça para baixo por 20 minutos, enquanto prepara o recheio.

Preparo do recheio:
1. Fritar a cebola, o alho e o aipo picado no azeite por 10 minutos.
2. Acrescentar o arroz cozido, o tomate, as nozes, as ameixas ou uvas-passas, o sal, o endro e a hortelã. Reservar.

Montagem:

1. Colocar o recheio de arroz em todas as 6 metades de tomate e dispô-las em uma travessa refratária rasa levemente untada.
2. Aquecer o forno a 180°C, regar os tomates com um pouco de azeite de oliva e assá-los por 10 minutos.
3. Servir quente, com porções de iogurte natural ou coalhada fresca e ramos de endro ou hortelã.

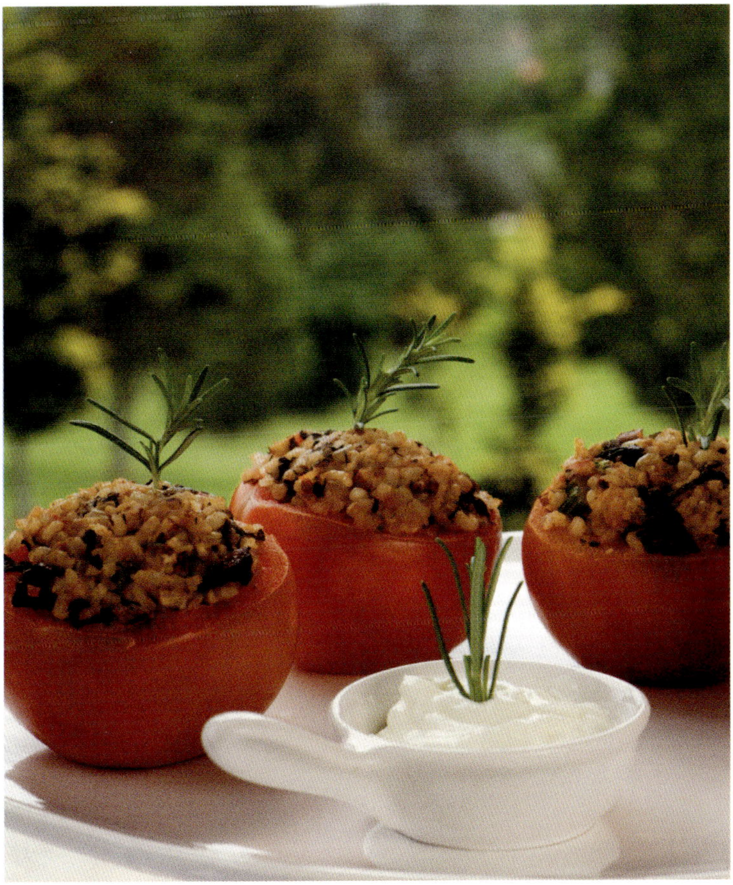

Panquecas de espinafre e tofu

Palavras da nutricionista

Esta receita é rica em fibras e ferro e possui baixíssimo teor de gordura. É também recomendada para aqueles que têm intolerância aos laticínios.

Não posso deixar de comentar a importância do tofu na alimentação das mulheres: por ser um importante derivado da soja, é rico em fitormônio (hormônio natural) e agrega cálcio à dieta.

Utensílios necessários: liquidificador, omeleteira de 15cm de diâmetro e fôrma refratária
Rendimento: 4 porções
Valor calórico: 170kcal (porção)
Nível de dificuldade: difícil
Tempo de preparo: 1 hora
Congelamento: até 30 dias

Para a massa:
3 colheres de sopa de farinha de trigo integral
5 colheres de sopa de farinha de trigo branca
1 ovo
3/4 de xícara de leite desnatado
1 colher de sobremesa de azeite de oliva
1/2 colher de café de sal marinho
óleo para untar

Para o recheio:
1 maço de espinafre
1 dente de alho amassado
1/2 cebola ralada
1/2 colher de sopa de ghee (ver receita na p. 146)
1/2 xícara de milho verde
1/2 xícara de tofu
1 pitada de noz-moscada
1 colher de sopa de alfavaca ou manjericão
1 colher de chá de sal marinho
1/2 xícara de tofu ralado

Preparo da massa:
1. Colocar as farinhas, o ovo, o leite, o azeite e o sal no copo do liquidificador, bater bem e despejar a mistura numa tigela.
2. Deixar a mistura descansar na geladeira por meia hora.
3. Usando fogo moderado, aquecer uma omeleteira e pincelá-la com óleo.
4. Despejar uma colher de sopa da massa e inclinar a omeleteira para os lados, para cobrir o fundo por inteiro.
5. Cozinhar a massa até o lado inferior dourar, virar a panqueca e cozinhar por mais 10 segundos.
6. Retirar do fogo e reservar em um prato aquecido. Repetir a operação com o restante da massa.

Preparo do recheio:

1. Lavar bem as folhas de espinafre, picá-las e cozinhá-las no vapor até soltar parte do líquido. Reservar.
2. Numa panela, refogar o alho e a cebola no ghee, até a cebola ficar transparente.
3. Retirar o refogado do fogo e adicionar o espinafre, o milho, o tofu, a noz-moscada, a alfavaca ou o manjericão e o sal.

Montagem:

1. Colocar a panqueca numa fôrma refratária e cobrir com um pouco do recheio.
2. Repetir a operação, intercalando camadas de recheio e panquecas.
3. Ao final, cobrir com o tofu ralado e levar ao forno moderado por 20 minutos.

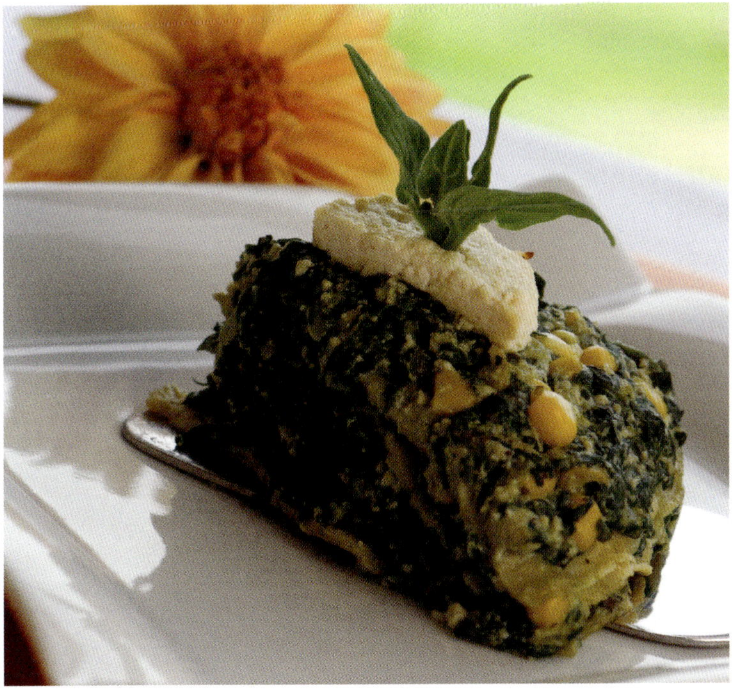

Palavras da nutricionista

Receita saborosa graças ao poder aromático do alho-poró.

A farinha de trigo integral, aliada ao vegetal, deixa a receita ainda mais rica em fibras.

Utensílios necessários: liquidificador, frigideira de 15cm de diâmetro, papel-alumínio, concha, espátula, fôrma ou travessa refratária
Rendimento: 4 porções
Valor calórico: 160kcal (porção)
Nível de dificuldade: médio
Tempo de preparo: 50 minutos
Congelamento: até 60 dias

DICA: É possível preparar os crepes com antecedência. Embrulhados em papel-alumínio, eles podem ser guardados por até 2 dias na geladeira, ou por até 60 dias no freezer.

Crepes ao creme de alho-poró e estragão

Para a massa:

3/4 de xícara de farinha de trigo branca
3 colheres de sopa de farinha de trigo integral
1/2 colher de chá (rasa) de sal marinho
1 ovo
1 colher de sobremesa de azeite de oliva ou ghee (ver receita na p. 146).
1 xícara de leite desnatado
azeite de oliva para cozinhar

Para o recheio:

2 xícaras de alho-poró limpo e fatiado
1 colher de sopa de azeite de oliva
1 xícara de ricota
1 colher de sopa de salsinha picada
1 colher de sopa de estragão fresco picado
1 colher de chá de sal marinho

Preparo da massa:

1. Colocar todos os ingredientes no liquidificador e bater até obter uma mistura homogênea.
2. Levar a mistura à geladeira e deixar descansar por 15 minutos.
3. Aquecer uma frigideira de 15cm de diâmetro e pincelá-la com azeite.
4. Assim que o azeite estiver quente (no ponto de chiar quando receber um pingo de água), retirar a frigideira do fogo e, com uma concha, despejar massa suficiente para formar uma camada fina no fundo.
5. Voltar com a frigideira ao fogo e cozinhar o crepe por cerca de 1 minuto, até a parte superior ficar firme e levemente dourada.
6. Utilizando uma espátula, virar o crepe e cozinhar por alguns segundos o outro lado, até dourar levemente. Retirar o crepe da frigideira e reservá-lo no forno, coberto com papel-alumínio.
7. Repetir a operação para preparar o restante dos crepes.

Preparo do recheio:

1. Refogar o alho-poró no azeite de oliva por 5 a 7 minutos.
2. Retirar do fogo, adicionar a ricota, a salsinha, o estragão e o sal, e misturar bem.

Montagem:

1. Rechear os crepes e dobrá-los em dois, em formato de leque.
2. Colocá-los em uma fôrma ou travessa refratária e levar ao forno para reaquecer.
3. Servir com molho branco (ver receita na p. 147).

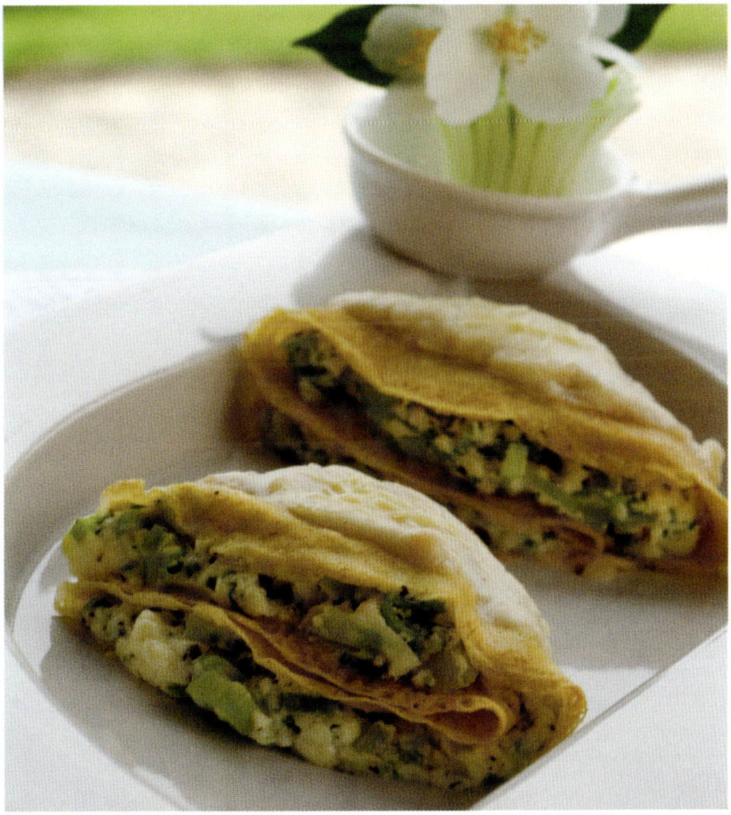

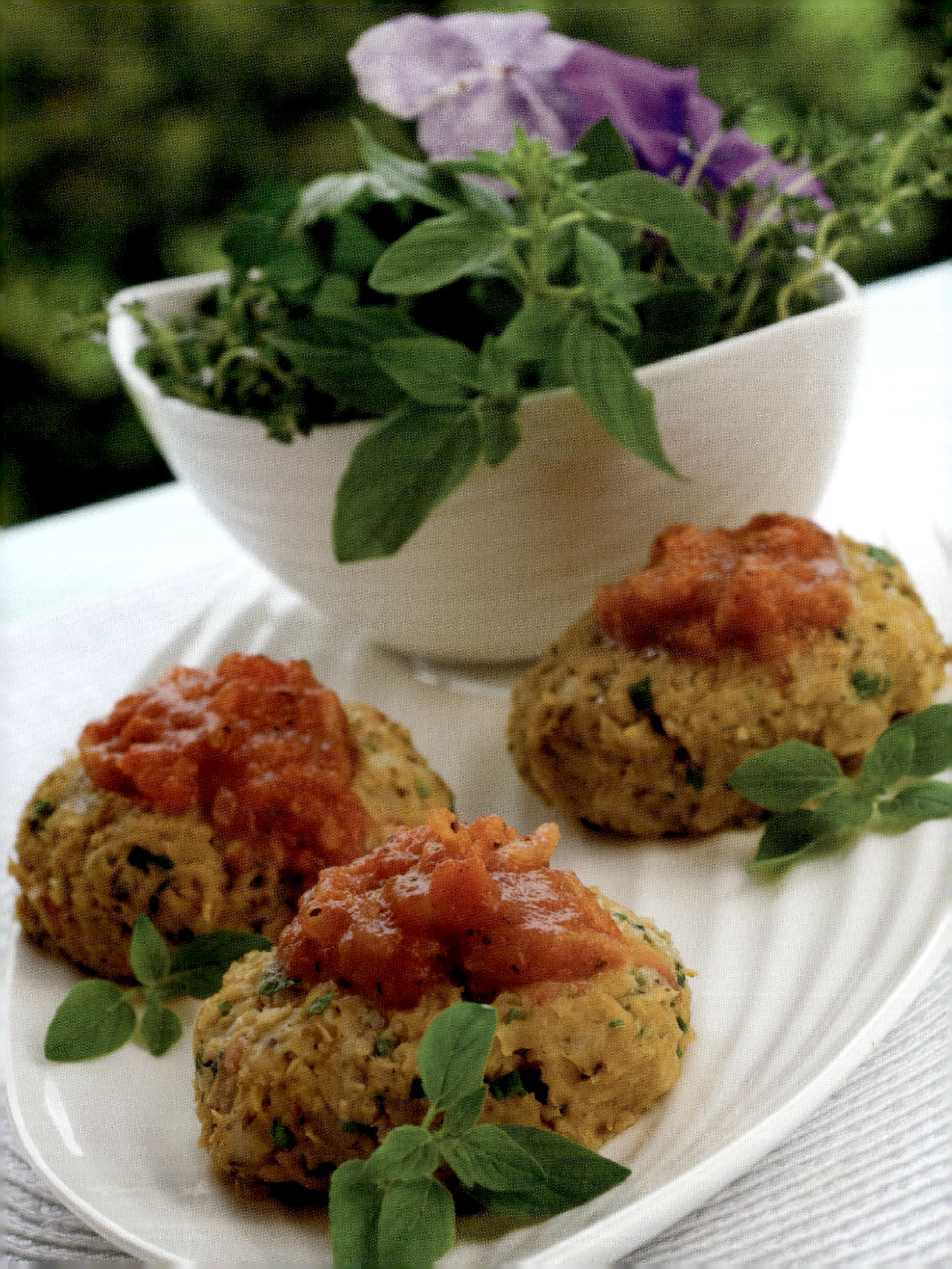

Hambúrguer vegetariano

Para o hambúrguer:
3 dentes de alho
1 cebola picadinha
1 colher de sopa de azeite de oliva
2 tomates médios sem pele e sem semente, picados
2 xícaras de glúten ralado grosso, temperado com 2 colheres de sopa de shoyu
4 colheres de sopa de farinha de rosca
1/2 xícara de aveia em flocos finos
2 colheres de sopa de salsinha ou cebolinha verde
2 colheres de sopa de orégano
1 colher de chá de sal marinho

Para a montagem:
molho de tomate (2 colheres de sopa cheias para cada porção – ver receita na p. 145)

Preparo do hambúrguer:
1. Refogar o alho e a cebola no azeite de oliva, acrescentar os tomates e cozinhar por 3 minutos. Reservar.
2. Adicionar os demais ingredientes ao refogado, misturando até formar uma massa homogênea.
3. Modelar a massa em forma de hambúrguer.
4. Dispor os hambúrgueres em uma fôrma e levá-los para assar em forno moderado até ficarem sequinhos.

Montagem:
Servir com o molho de tomate (ou shoyu).

Palavras da nutricionista

Esta receita é especial pelo fato de não conter produtos de origem animal e sim muitos condimentos ricos em antioxidantes, que auxiliam na prevenção de doenças crônicas. Trata-se, também, de uma receita rica em fibras, por causa da aveia, que é um cereal rico em betaglucana, substância que reduz o colesterol ruim e previne o câncer intestinal. Pode ser ingerida por aqueles que têm intolerância aos laticínios.

Utensílio necessário: fôrma
Rendimento: 5 porções
Valor calórico: 230kcal (porção)
Nível de dificuldade: fácil
Tempo de preparo: 30 minutos
Congelamento: até 30 dias

Palavras da nutricionista

Esta lasanha torna-se um prato mais leve do que as massas em geral por conta do molho de acelga com cogumelos, ingredientes de baixo valor calórico e ricos em fibras. Os cogumelos, além dessas propriedades, são ricos em substâncias que previnem o câncer e têm o poder de reduzir as taxas de colesterol ruim.

Utensílios necessários:
rolo para abrir massa, liquidificador, escorredor e fôrma refratária
Rendimento: 12 porções
Valor calórico:
250kcal (porção)
Nível de dificuldade: difícil
Tempo de preparo: 1 hora
Congelamento: até 30 dias

Lasanha de acelga com cogumelos

Para a massa:
1 1/2 xícara de farinha branca
1/2 xícara de farinha integral
3 gemas
1/2 colher de chá de sal marinho
3 colheres de sopa de azeite de oliva
1/2 xícara de água
sal a gosto
400g de mozarela ou queijo prato ralado (para montar a lasanha)

Para o molho de acelga e cogumelos:
1 colher de chá de alho amassado
1 cebola média ralada
1 colher de sopa de ghee (ver receita na p. 146)
2 xícaras de cogumelos fatiados
3 tomates sem pele e sem semente picados
1 maço de acelga picada
1/2 colher de chá de sal marinho
3 colheres de sopa de shoyu
1 colher de sopa de salsinha
1 colher de sobremesa de molho inglês

Para a montagem:
3 xícaras de molho branco (ver receita na p. 147)

Preparo da massa:
1. Misturar os ingredientes e sovar até obter uma massa lisa. Dependendo do tamanho das gemas, colocar mais um pouco de água.
2. Com um rolo, abrir a massa na espessura fina para lasanha e cortar em retângulos de 15cm x 8cm.
3. Cozinhar a massa com uma pitada de sal em água fervente por 5 minutos. Reservar.

Preparo do molho de acelga e cogumelos:

1. Refogar o alho e a cebola no ghee, acrescentar os cogumelos, os tomates e a acelga e deixar cozinhar por cerca de 5 minutos; se juntar muita água, escorrer.
2. Temperar com o restante dos ingredientes. Reservar.

Montagem:

Em uma fôrma refratária, montar a lasanha, intercalando os ingredientes na seguinte ordem:
1. molho branco; 2. mozarela ou queijo prato ralado;
3. massa; 4. molho de acelga e cogumelos; 5. molho branco;
6. massa; 7. mozarela ou queijo prato ralado; 8. molho de acelga e cogumelos; 9. mozarela ou queijo prato ralado.
Levar ao forno em temperatura alta por 15 minutos.

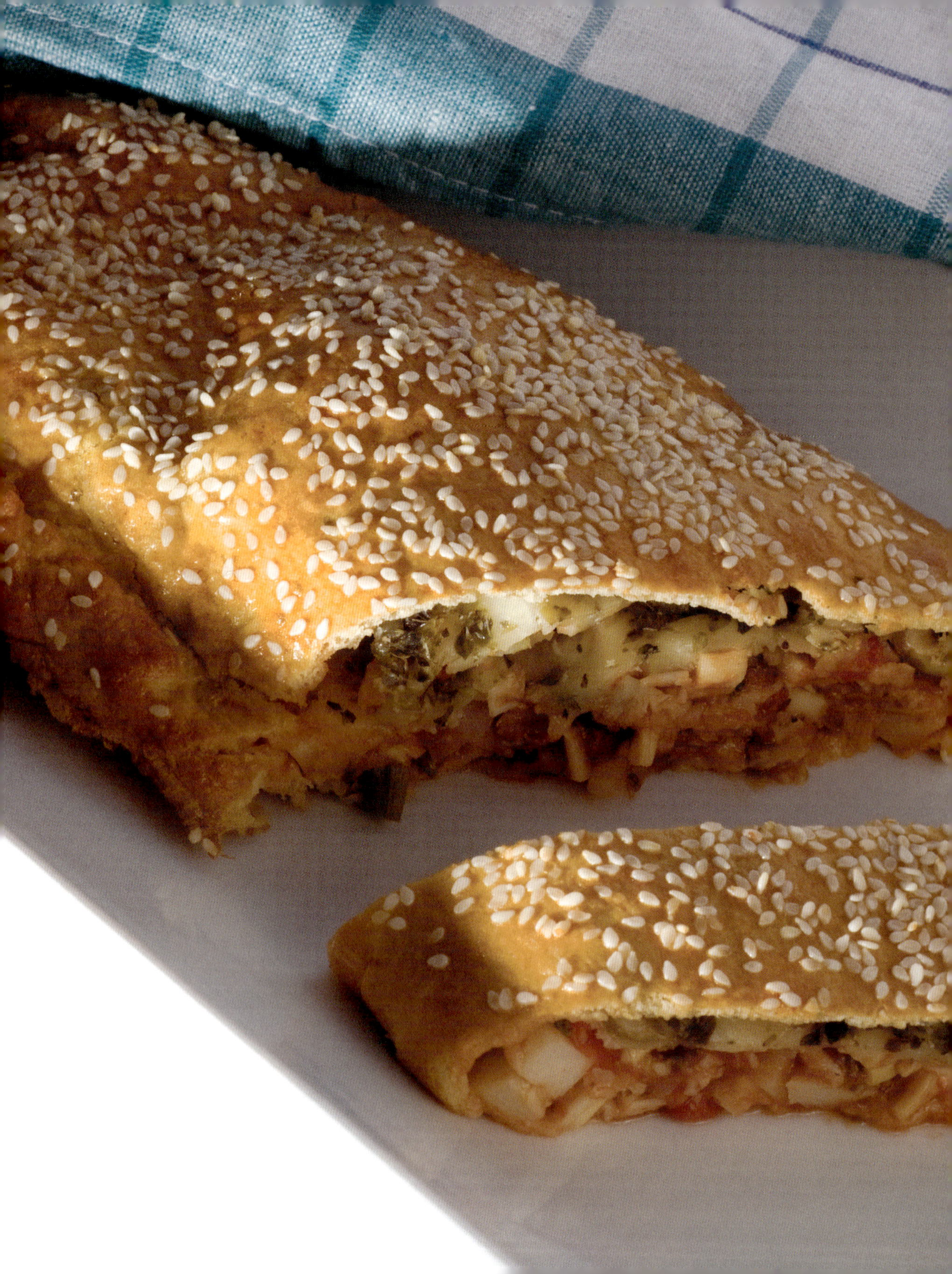

Calzone de palmito

Para a massa:
1 1/2 colher de sopa de açúcar cristal orgânico
1/2 xícara de água morna
1 colher de sopa de fermento de pão
1 gema batida
1/4 de xícara de creme de leite sem soro
1 colher de chá de sal marinho
2 xícaras de farinha de trigo branca
3 colheres de sopa de farinha de trigo integral
3 colheres de sopa de ghee (ver receita na p. 146)

Para o molho de tomate:
3 colheres de sopa de óleo de milho
2 dentes de alho finamente picados
1 cebola média finamente picada
1 talo de aipo finamente picado
4 tomates médios sem pele e sem sementes picados

Para a montagem:
3 xícaras de palmito pupunha *in natura* cortado em rodelas
2 xícaras de mozarela ralada
1 xícara de azeitonas picadas
1 xícara do molho de tomate
1 colher de chá de orégano
1 gema para pincelar
gergelim para salpicar

Preparo da massa:
1. Misturar 1 1/2 colher de sopa de açúcar com a água morna.
2. Adicionar o fermento à água, deixando amolecer por 10 minutos para que dissolva, e reservar.
3. Em uma vasilha, misturar a gema, o creme de leite, o sal e reservar.
4. Em outra vasilha, colocar as farinhas de trigo e o ghee, e amassar bem com as mãos.

Palavras da nutricionista

Este calzone é elaborado com palmito pupunha *in natura*; portanto, mais natural e saudável.

Utensílios necessários: rolo para abrir massa e assadeira
Rendimento: 10 porções
Valor calórico: 190kcal (porção)
Nível de dificuldade: médio
Tempo de preparo: 1 hora e 40 minutos
Congelamento: até 60 dias

DICA: O molho de tomate utilizado no recheio pode ser feito de véspera para ficar mais consistente.

>> *continua*

>> *continuação*

5. Juntar à massa a mistura de ovo e a de fermento e continuar amassando até que obtenha consistência homogênea.
6. Cobrir e deixar descansar por 1 hora fora da geladeira.

Preparo do molho de tomate:

1. Em uma panela média, refogar no óleo o alho, a cebola, o aipo e o tomate e deixar cozinhar por 5 minutos.
2. Retirar do fogo e escorrer um pouco, caso o tomate tenha soltado muito líquido. Reservar.

Montagem:

1. Abrir a massa com o rolo.
2. De um lado da massa aberta, colocar o recheio na seguinte sequência: palmito, queijo, azeitonas, molho de tomate, queijo e orégano.
3. Fechar a massa em formato de rocambole, apertar bem as laterais e pincelar com gema de ovo, salpicando com sementes de gergelim.
4. Colocar em uma assadeira, levar ao forno quente e assar até dourar.

Bolinho de tofu

1 fatia de pão integral
200g de tofu
4 colheres de sopa de leite desnatado
1 dente de alho amassado
1 colher de sopa de cebola finamente ralada
1 colher de sobremesa de óleo de milho
2 colheres de sopa de cenoura finamente ralada
2 colheres de sopa de chuchu finamente ralado
1 colher de sobremesa de ervas finas secas
1 colher de chá de sal marinho
2 colheres de sopa de provolone ou mozarela finamente ralada
1 colher de chá de noz-moscada
1 ovo cozido finamente ralado
1 colher de sopa cheia de farinha de rosca
molho de tomate (2 colheres de sopa para cada porção – ver receita na p. 145)

Preparo:

1. Esfarelar o pão e o tofu e deixá-los de molho no leite por 3 minutos. Reservar.
2. Refogar o alho e a cebola no óleo, adicionar a cenoura e o chuchu e deixar cozinhar por 5 minutos.
3. Acrescentar as ervas finas, o sal, o provolone ou a mozarela e a noz-moscada, deixar esfriar um pouco e adicionar o ovo e a mistura de pão e tofu com leite.
4. Quando estiver frio, juntar a farinha de rosca e deixar descansar por 30 minutos.
5. Com a massa, fazer 6 bolinhos e levar ao forno por 15 minutos em uma fôrma untada.
6. Servir com o molho de tomate.

Palavras da nutricionista

Esta receita é uma boa combinação de legumes com tofu, importantes fontes de fitormônio e cálcio para as mulheres.

Utensílio necessário: fôrma
Rendimento: 6 porções
Valor calórico: 100kcal (porção)
Nível de dificuldade: médio
Tempo de preparo: 45 minutos
Congelamento: não recomendado

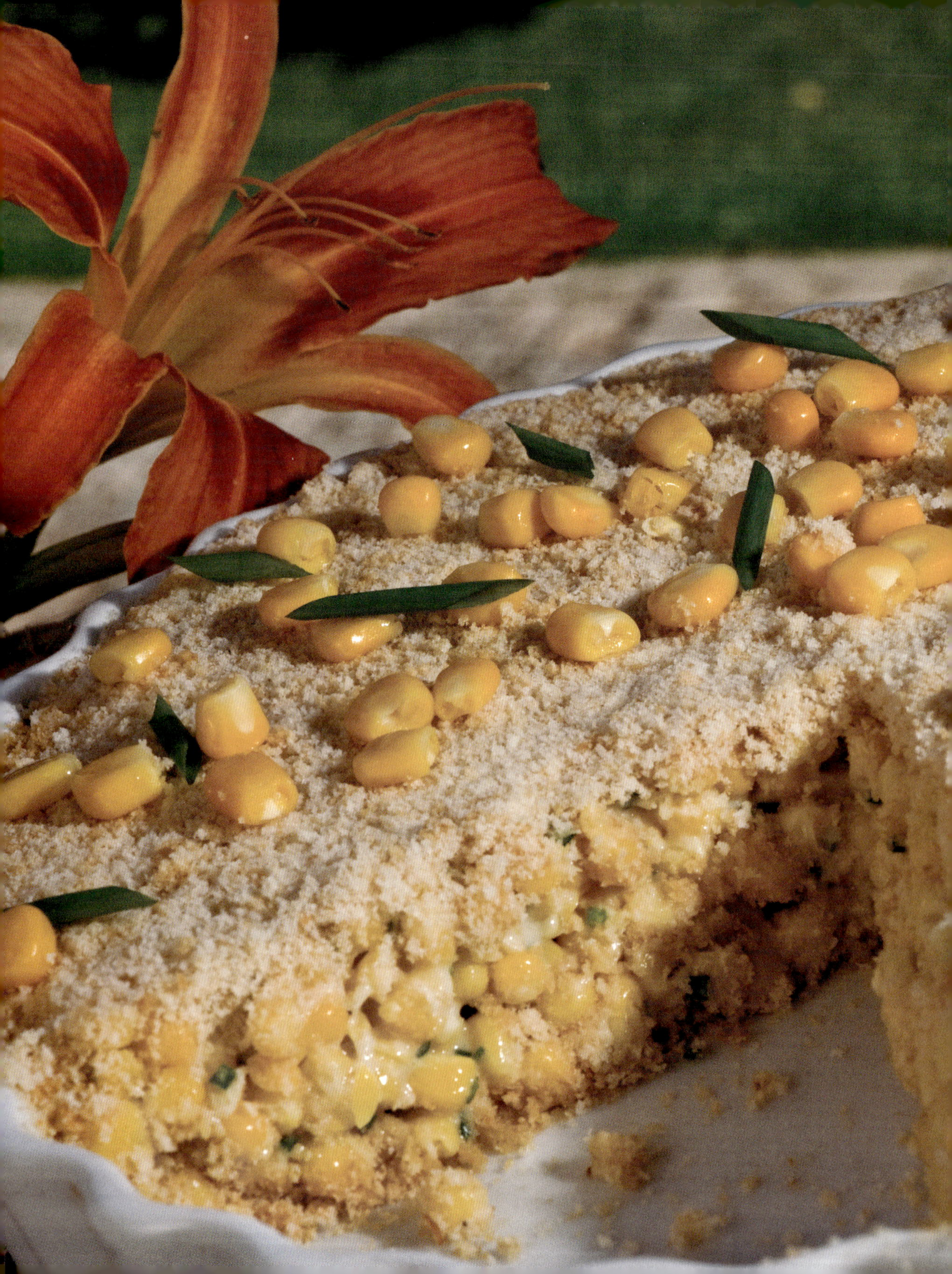

Quiche de milho

1 1/2 xícara de farinha de rosca
4 colheres de sopa de ghee (ver receita na p. 146)
2 colheres de sopa de farinha de trigo branca
1 colher de chá de sal marinho
1 colher de sopa de cebolinha
2 colheres de chá de alho amassado
1 1/4 xícara de leite desnatado
1 gema batida
2 xícaras de milho verde cozido

Preparo:

1. Misturar 1 xícara de farinha de rosca com 2 colheres de sopa de ghee em temperatura ambiente.
2. Forrar uma forma refratária com a mistura de farinha de rosca, apertar levemente no fundo e nos lados e levar ao forno para assar por cerca de 5 minutos.
3. Derreter o ghee restante, juntar a farinha de trigo, mexer bem, temperar a gosto e acrescentar a cebolinha e o alho.
4. Adicionar o leite e cozinhar, mexendo até engrossar e soltar do fundo da panela.
5. Acrescentar a gema e o milho e mexer.
6. Despejar na fôrma preparada, polvilhar com a farinha de rosca restante e assar em forno quente por 20 minutos ou até ficar firme.
7. Retirar do forno e deixar descansar por 5 minutos.
8. Servir morno.

Utensílio necessário:
fôrma refratária de 20cm de diâmetro
Rendimento: 4 porções
Valor calórico:
350kcal (porção)
Nível de dificuldade: fácil
Tempo de preparo:
30 minutos
Congelamento:
não recomendado

Palavras da nutricionista

Esta torta fica realmente muito bonita. É rica em fibras em função da variedade de legumes utilizados, e a massa, inovadora, utiliza farelo de aveia que, além de ter nível baixíssimo de calorias, é rico em betaglucana, que reduz o colesterol ruim e melhora a biota (flora) intestinal, prevenindo, assim, o câncer no intestino.

Utensílios necessários:
rolo para abrir massas, fôrma para torta, peneira e tigela
Rendimento:
8 porções (1 torta)
Valor calórico:
370kcal (porção)
Valor calórico da massa por torta: 750kcal
Nível de dificuldade: difícil
Tempo de preparo: 1 hora
Congelamento:
não recomendado

Torta de verduras

Para a massa:
1 xícara de farinha de trigo branca
1/4 de xícara de farelo de aveia
1/4 de xícara de ghee (ver receita na p. 146)
1/2 colher de chá de sal marinho
1 gema batida
5 colheres de sopa de iogurte natural

Para o recheio:
1 abobrinha grande
3 alhos-porós
1 xícara de cogumelos
1 colher de sopa de shoyu
1 litro de água fervente
1/2 colher de chá de sal
1 maço pequeno de brócolis
4 tomates pequenos
1 colher de sopa de mistura de orégano, tomilho e salsinha

Para o creme:
3 colheres de sopa de nata (ou creme de leite fresco)
1 ovo
2 colheres de chá de mostarda
1 colher de sopa de salsa e cebolinha
1/2 colher de chá de sal marinho
1 pitada de noz-moscada

Preparo da massa (de véspera):

1. Juntar o trigo, o farelo de aveia, o ghee e o sal, e amassar como para uma farofa.
2. Acrescentar a gema batida com o iogurte e amassar até obter uma consistência lisa.
3. Deixar a massa descansar de um dia para outro.
4. Abrir a massa com um rolo e colocá-la em uma fôrma para tortas.
5. Levar ao forno para assar por 10 a 15 minutos. Reservar.

Preparo do recheio:

1. Lavar a abobrinha e cortá-la em rodelas.
2. Picar o alho-poró em rodelas de 1cm e, depois, lavá-las.
3. Limpar os cogumelos, cortá-los em pedaços pequenos e levá-los para cozinhar com o shoyu por 3 minutos.
4. Na água fervente, colocar o sal, a abobrinha e os brócolis, ferver durante 2 a 3 minutos, escorrer numa peneira e despejar água fria.
5. Colocar os tomates em água quase fervente durante pouco tempo (não deixar que comece a ferver), escorrer, despejar água fria, retirar a pele e as partes duras
6. Misturar todos os ingredientes, temperar com orégano, tomilho e salsinha. Deixar esfriar e reservar.

Preparo do creme:

1. Em uma tigela, misturar a nata com o ovo, a mostarda, a salsa e a cebolinha, temperar com sal e noz-moscada

Montagem:

1. Sobre a massa previamente assada, colocar o recheio.
2. Dispor o creme por cima do recheio.
3. Levar ao forno, em temperatura entre 180°C a 200°C, por 40 minutos.

Quiche de cogumelos

Palavras da nutricionista

A massa é elaborada com farelo de aveia, rico em fibras, o que colabora com a proteção intestinal. E o recheio conta com as vantagens significativas do cogumelo: baixar o colesterol ruim e prevenir o câncer.

Utensílios necessários: filme plástico, rolo de abrir massa, fôrma para torta, frigideira, peneira e tigela
Rendimento: 12 porções
Valor calórico: 200kcal (porção)
Nível de dificuldade: médio
Tempo de preparo: 1 hora e 10 minutos
Congelamento: não recomendado

Para a massa:
1 xícara de farinha de trigo branca
1/2 xícara de farelo de aveia
1 colher de chá de sal marinho
1/2 xícara de ghee gelado (ver receita na p. 146)
1 ovo
3 colheres de sopa de água gelada

Para o recheio:
2 colheres de sopa de ghee
1 cebola média picada
2 1/2 xícaras de cogumelos-de-paris frescos fatiados
1 colher de chá de sal marinho
2 colheres de sopa de salsinha
1 xícara de queijo provolone ralado grosso
1 xícara de queijo prato ralado grosso

Para o creme:
2 ovos
3 colheres de sopa de nata (ou creme de leite fresco)
1 colher de sobremesa de amido de milho
1/2 colher de chá de sal marinho

Preparo da massa:
1. Em uma superfície lisa, juntar a farinha, o farelo de aveia, o sal e o ghee, amassando até obter uma farofa.
2. Fazer uma depressão no centro da massa, colocar o ovo e a água, misturar com um garfo e depois sovar até obter uma bola de massa.
3. Embrulhar em filme plástico e manter na geladeira por 30 minutos.
4. Aquecer o forno em temperatura média.

5. Com um rolo, abrir a massa sobre o fundo de uma fôrma para torta e aparar a borda. Encaixar a lateral da fôrma e, com a massa restante, forrar a lateral e aparar a borda. Com um garfo, furar o fundo da massa em vários lugares.
6. Levar ao forno e assar por 15 minutos ou até ficar firme e dourar. Retirar do forno e reservar.

Preparo do recheio:

1. Em uma frigideira, derreter o ghee e refogar a cebola e o cogumelo por um minuto ou até murchar ligeiramente.
2. Temperar com sal, retirar do fogo e deixar amornar.
3. Em uma tigela, misturar a salsinha e os queijos e temperar com sal.
4. Escorrer os cogumelos refogados numa peneira e juntá-los à mistura de queijos. Reservar.

Preparo do creme:

Em uma tigela, misturar todos os ingredientes. Reservar.

Montagem:

1. Colocar o recheio na forma com a massa previamente assada.
2. Despejar o creme por cima do recheio.
3. Levar ao forno por 25 minutos ou até o recheio firmar.

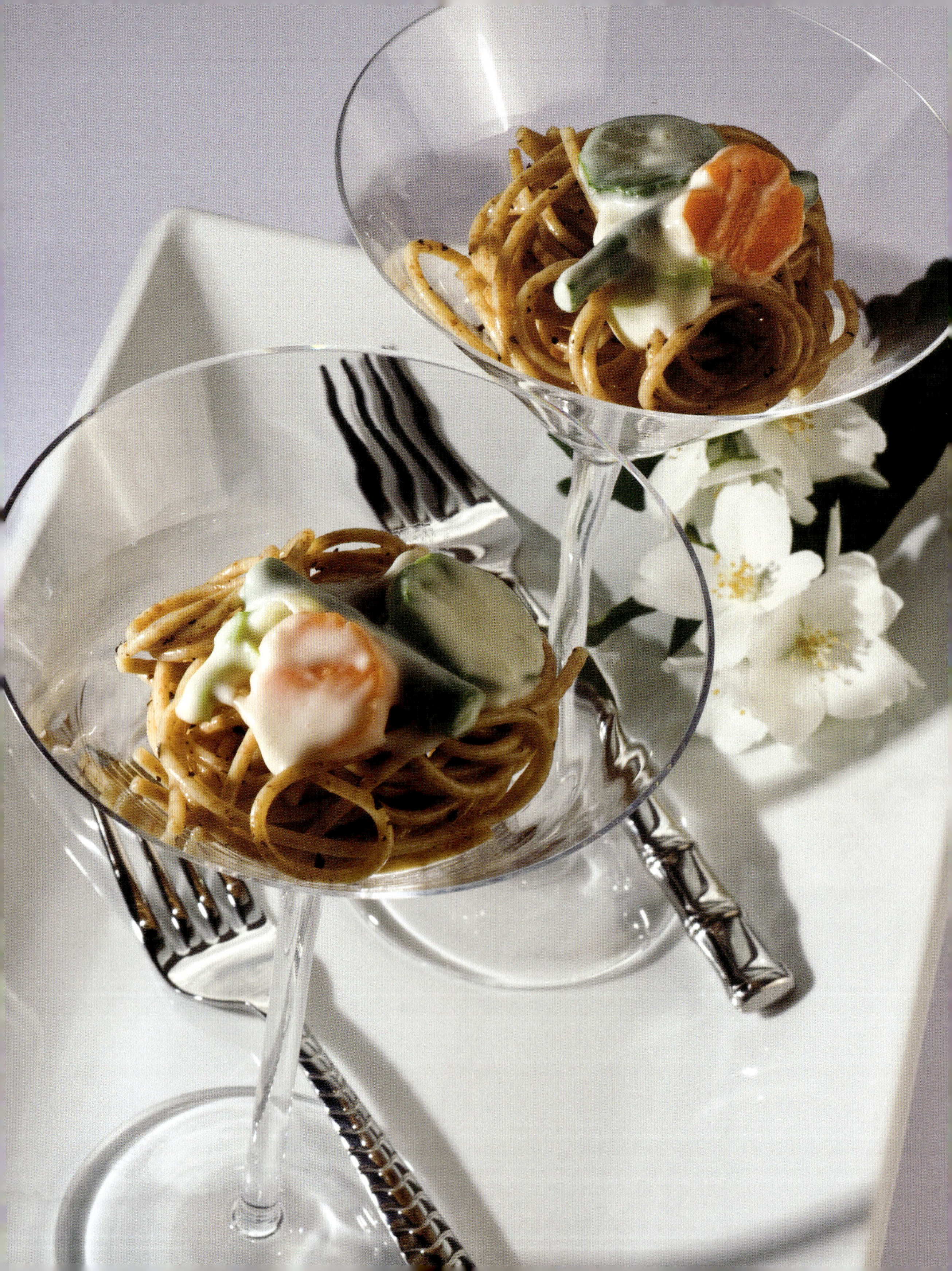

Talharim à primavera

Para a massa:
250g de macarrão integral
1 colher de chá de sal marinho
2 colheres de sopa de manjericão
1 colher de chá de azeite de oliva

Para os legumes:
1/2 xícara de cenoura cortada em palitos ou rodelas
10 unidades pequenas de ervilha-torta ou vagem
1/2 xícara de abobrinha verde cortada em palitos ou rodelas
1/2 xícara de alho-poró
1/2 xícara de alcaparras
1/2 xícara de cogumelos-de-paris pequenos

Para a montagem:
3 xícaras de molho branco (ver receita na p. 147)
1/2 xícara de queijo parmesão ralado

Preparo da massa:
1. Numa panela grande com água fervente e sal, cozinhar o macarrão al dente.
2. Escorrer e acrescentar o manjericão e o azeite. Reservar.

Preparo dos legumes:
1. Numa panela a vapor, cozinhar a cenoura, a ervilha, a abobrinha e o alho-poró, um de cada vez.
2. Acrescentar aos legumes cozidos as alcaparras e os cogumelos. Reservar.

Montagem:
1. Juntar o molho branco à mistura de legumes. Manter aquecido.
2. Juntar o molho com legumes ao talharim e servir com queijo ralado.

Palavras da nutricionista

Esta massa fica bem colorida e, graças aos legumes, apresenta um índice glicêmico mais baixo, aumentando o tempo de saciedade e preservando o pâncreas.

Utensílios necessários:
panela grande, escorredor de macarrão e panela de cozimento a vapor
Rendimento: 8 porções
Valor calórico:
190kcal (porção)
Nível de dificuldade: fácil
Tempo de preparo:
40 minutos
Congelamento:
não recomendado

Rolinhos primavera

Utensílios necessários: tigela, filme plástico, panela grande com tampa, rolo para abrir massa, pincel e assadeira
Rendimento: 10 porções
Valor calórico: 320kcal (porção)
Nível de dificuldade: médio
Tempo de preparo: 1 hora
Congelamento: até 60 dias

Para a massa de iogurte:
2 xícaras de farinha de trigo branca
1/4 de xícara de farinha de trigo integral
1 xícara de manteiga bem gelada e picada
5 colheres de sopa de iogurte
1 gema de ovo batida
1 colher de chá de sal marinho
1/2 xícara de água
ghee derretido para pincelar

Para o recheio:
1 colher de sopa de azeite de oliva
1 alho-poró médio bem picado
1 cenoura média ralada
1/2 xícara de cogumelos fatiados ou picados
1 colher de sopa de molho inglês
1 colher de sopa de shoyu
1 colher de chá de sal marinho
1/2 xícara de ricota
1 colher de sopa de salsa e cebolinha picadas

Preparo da massa de iogurte:
1. Numa tigela, colocar as farinhas de trigo e a manteiga e, com as pontas dos dedos, misturar até formar uma farofa.
2. Juntar o iogurte, a gema e o sal, e misturar até formar uma massa uniforme.
3. Embrulhar a massa em filme plástico e deixar descansar na geladeira por 12 horas.
4. Conservar na geladeira em recipiente fechado.

Preparo do recheio:
1. Em uma panela grande, aquecer o azeite em fogo moderado, acrescentar o alho-poró e a cenoura, tampar e cozinhar até ficar bem tenro, por aproximadamente 5 minutos.

2. Acrescentar os cogumelos e cozinhar com a panela destampada por mais 2 ou 3 minutos.
3. Retirar do fogo, adicionar o molho inglês, o shoyu, temperar com sal e deixar esfriar.
4. Juntar a ricota, a salsa e a cebolinha. Reservar.

Montagem:

1. Preaquecer o forno.
2. Abrir a massa e cortá-la em pedaços de 12cm x 12cm.
3. Colocar sobre cada pedaço 1 colher de sopa do recheio, fechar formando rolinhos, e pincelá-los com o ghee derretido (ver receita na p. 146). Repetir a operação até acabar o recheio.
4. Dispor os rolinhos em uma assadeira e levá-los ao forno.
5. Assar até os rolinhos ficarem dourados. Depois de uns 20 minutos, virar e assar o outro lado por mais 10 ou 15 minutos.

sobremesas

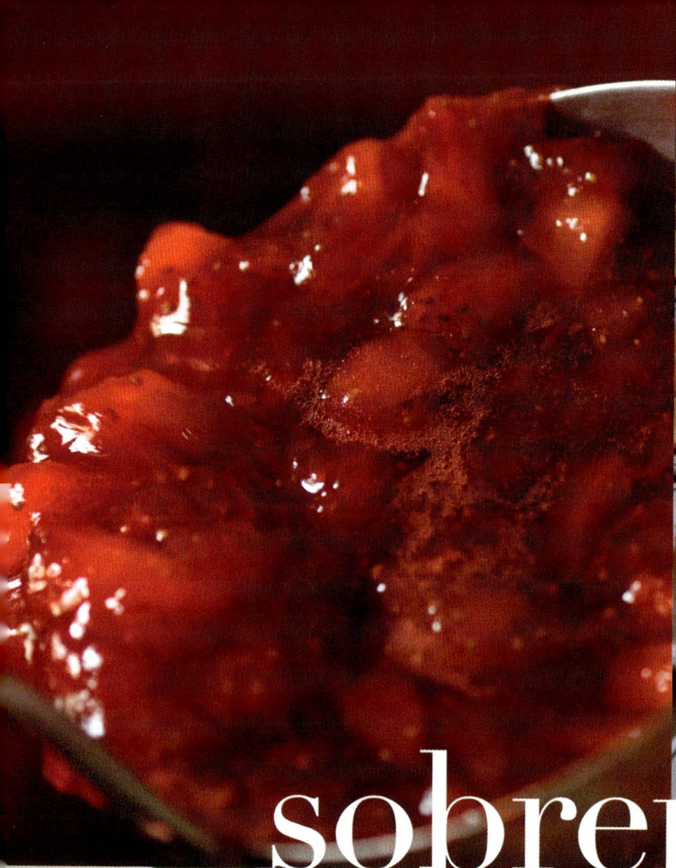
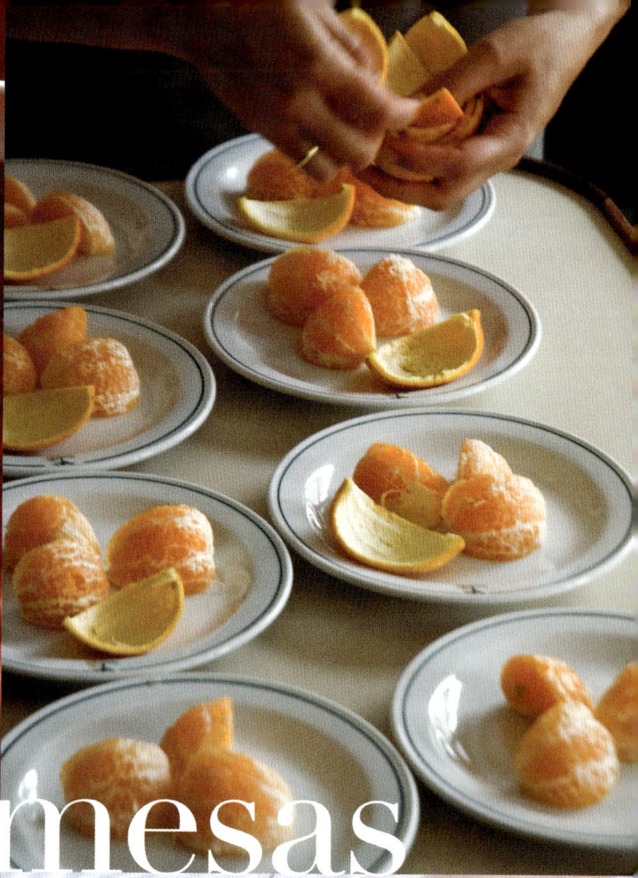
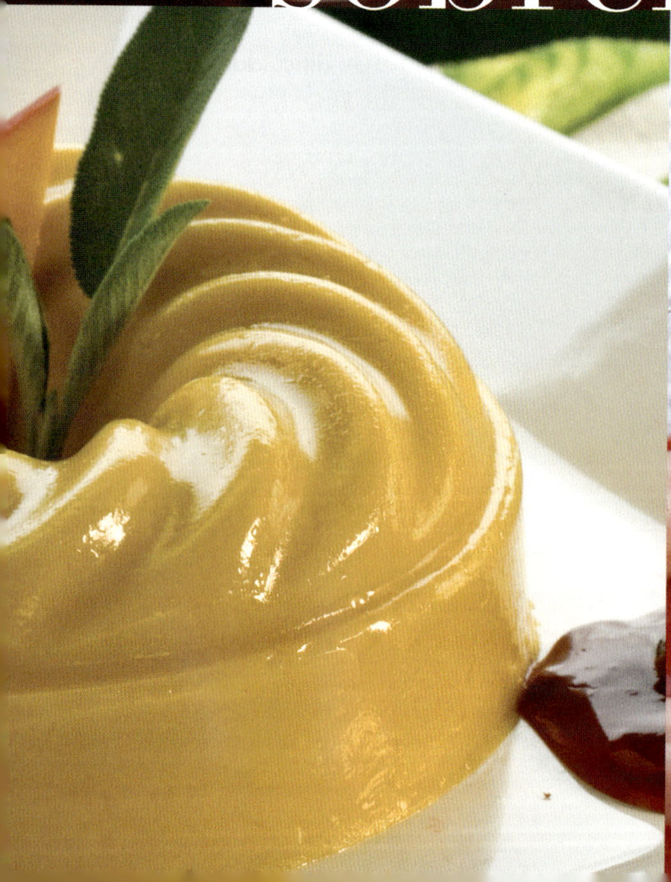
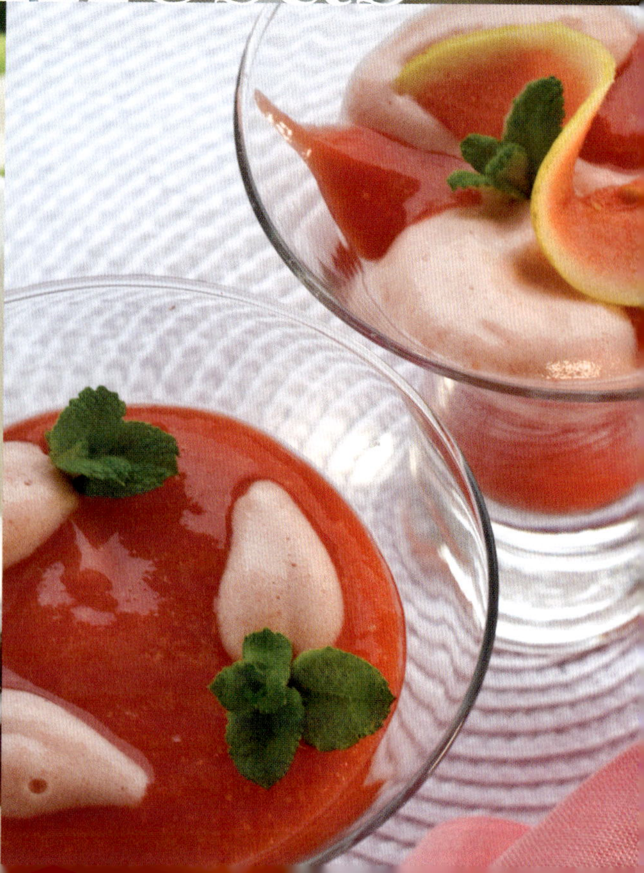

Geleia de morango

1kg de morango
5 xícaras de açúcar cristal orgânico
1/2 colher de chá de suco de limão

Preparo:

1. Lavar os morangos e retirar os cabos. Levar os morangos ao fogo com o açúcar e deixar cozinhar. Mexer com cuidado para não desmanchar. Ferver por 20 minutos e acrescentar o suco de limão.
2. Continuar a ferver, até atingir o ponto de geleia, o que leva uns 25 minutos.
3. Colocar em vidro com tampa vedada e, se for guardar, cozinhar em banho-maria por 15 a 20 minutos.

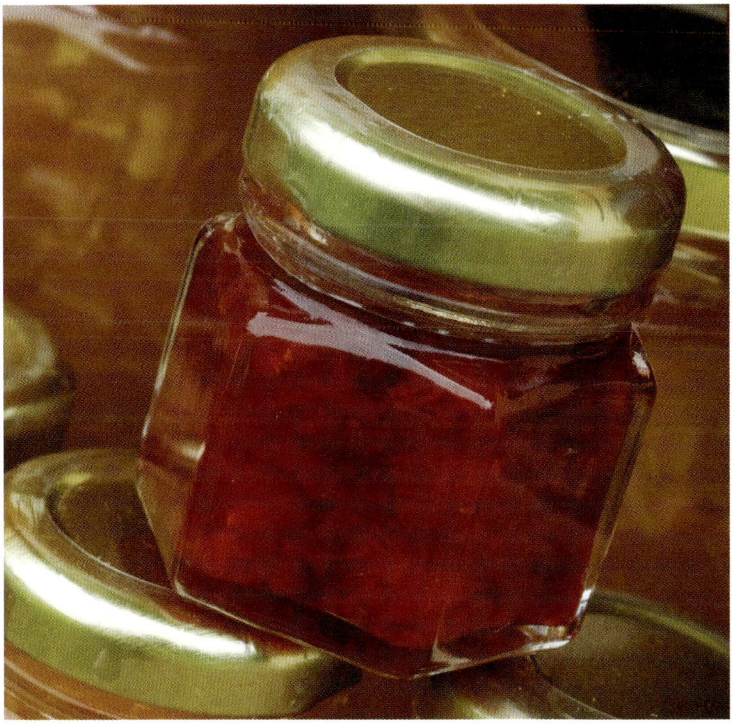

Palavras da nutricionista

O morango tem ação antitérmica, diurética, antiartrítica e mineralizante, além de ser anticancerígeno e antiviral. Contém fósforo, potássio, sódio, carboidratos, cálcio, ferro e vitaminas A, B e C. Claro que esses efeitos são mais intensos ao consumir a fruta *in natura*, mas essa geleia é uma opção para um lanche ou no desjejum, quando se quer variar.

Rendimento: 1,6kg
Calorias de 1 colher de sopa: 50kcal
Nível de dificuldade: médio
Tempo de preparo: 1 hora e 45 minutos
Congelamento: não recomendado

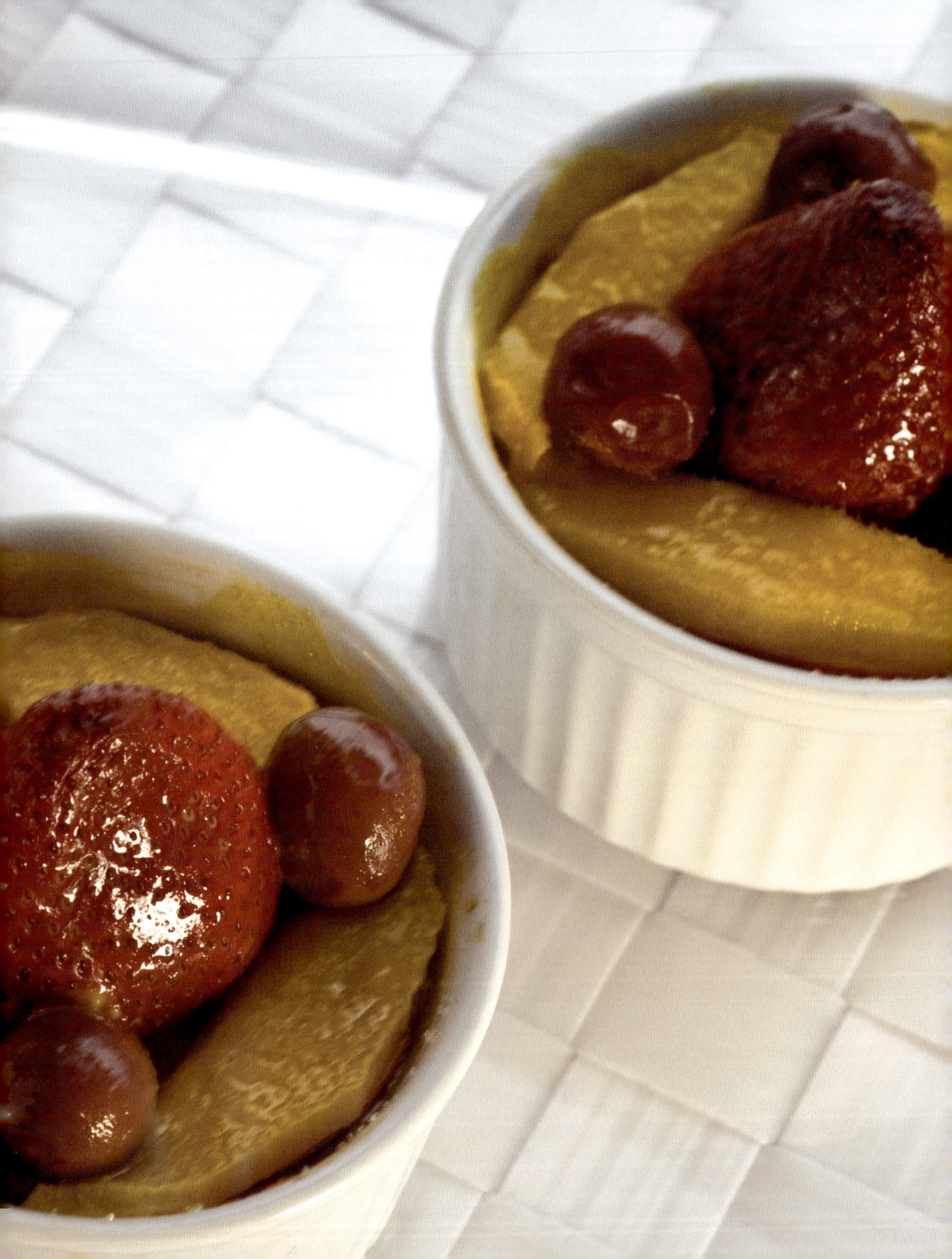

Frutas gratinadas

3 gemas passadas na peneira
1/4 de xícara de açúcar de baunilha
1 xícara de iogurte dessorado (ver receita na p. 145)
1/2 mamão papaia picado
1 goiaba sem casca e sem semente picada
1 maçã com casca cortada em fatias finas
1 banana picada
1/2 manga picada
noz-moscada ralada na hora

Preparo:

1. Preaquecer o forno.
2. Em uma tigela, misturar as gemas com o açúcar e o iogurte.
3. Arrumar as frutas picadas em forminhas refratárias untadas com manteiga, despejar o creme por cima das frutas, polvilhar com noz-moscada e levar para assar em forno baixo por 1 hora.

Palavras da nutricionista

Esta sobremesa pode ser servida ainda quente, o que a torna muito agradável no inverno. Possui frutas diversas, destacando o colorido. Se as frutas estiverem maduras, fica ainda melhor. Utilizamos o iogurte dessorado para torná-la menos calórica e com uma pitada a mais de cálcio.

Utensílios necessários:
tigela e forminhas refratárias
Rendimento: 4 porções
Valor calórico:
190kcal (porção)
Nível de dificuldade: fácil
Tempo de preparo:
1 hora e 30 minutos
Congelamento:
não recomendado

DICA: Podem-se utilizar outras frutas, como morango, kiwi etc.

Bavaroise de manga com calda de amora

Palavras da nutricionista

Esta sobremesa tem como base a manga, fruta que atua no funcionamento intestinal, na atividade da retina e nos resfriados. Protege a pele e a mucosa, além de ajudar na dieta de pacientes debilitados, anêmicos e com tumores cancerígenos. Contém cálcio, fósforo, ferro, carboidratos, potássio e vitaminas A, B e C.

A frutose é usada em substituição ao açúcar, tem valor calórico reduzido (por ter poder adoçante maior que o açúcar, utiliza-se em menor quantidade) e possui digestibilidade melhor, podendo ser indicada para diabéticos controlados.

Nas receitas deste livro, a frutose pode ser substituída por adoçantes culinários ou mesmo pelo açúcar cristal orgânico, para aqueles que não têm restrição alimentar. Mas é importante enfatizar que o uso da frutose no lugar do açúcar torna as receitas mais saudáveis.

Para a bavaroise:

4 mangas Haden médias cortadas em pedaços
1 colher de sopa de suco de limão
1 colher de sopa de ghee (ver receita na p. 146)
6 gemas passadas na peneira
1/4 de xícara de frutose
2 xícaras de leite morno desnatado
1 envelope de gelatina branca em pó, sem sabor
1/2 xícara de água
1/2 xícara de iogurte dessorado (ver receita na p. 145)
fatias de manga e folhas hortelã para decorar

Para a calda de amora:

2 xícaras de amoras limpas
1 xícara de água
4 colheres de sopa de frutose
4 colheres de sopa rasas de amido de milho

Preparo da bavaroise:

1. Em uma panela, levar ao fogo a manga, o suco de limão e o ghee e cozinhar por 20 minutos.
2. Apagar o fogo, deixar esfriar e bater a mistura no liquidificador. Reservar.
3. Em uma tigela refratária, bater as gemas com a frutose.
4. Mexendo sempre, adicionar o leite, despejando-o em fio.
5. Levar a tigela ao fogo, em banho-maria, e continuar mexendo até o creme engrossar e cobrir as costas da colher (não deixar ferver para não talhar). Reservar.
6. Em outra panela, colocar a gelatina de molho na água por alguns minutos e levar ao fogo em banho-maria, até dissolver.
7. Juntar a gelatina dissolvida ao creme de gemas, misturar bem, acrescentar o purê de manga e o iogurte e colocar em fôrma decorada umedecida.

8. Cobrir com filme plástico e levar para gelar por no mínimo 6 horas.
9. Soltar as laterais, pressionando delicadamente com os dedos, desenformar sobre um prato e decorar com fatias de manga e folha de hortelã.

Preparo da calda de amora:

1. Levar ao fogo todos os ingredientes e cozinhar por 15 minutos.
2. Retirar do fogo e manter na geladeira.

Montagem:

Servir a bavaroise com a calda por cima.

Utensílios necessários: liquidificador, tigela refratária, fôrma decorada de 28cm de diâmetro, filme plástico
Rendimento: 10 porções
Valor calórico: 160kcal (porção)
Nível de dificuldade: médio
Tempo de preparo: 1 hora
Congelamento: não recomendado

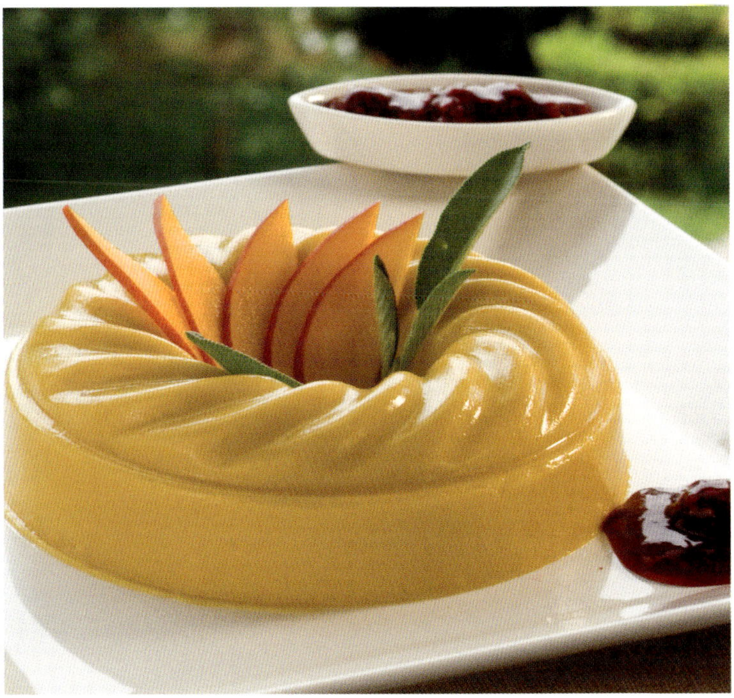

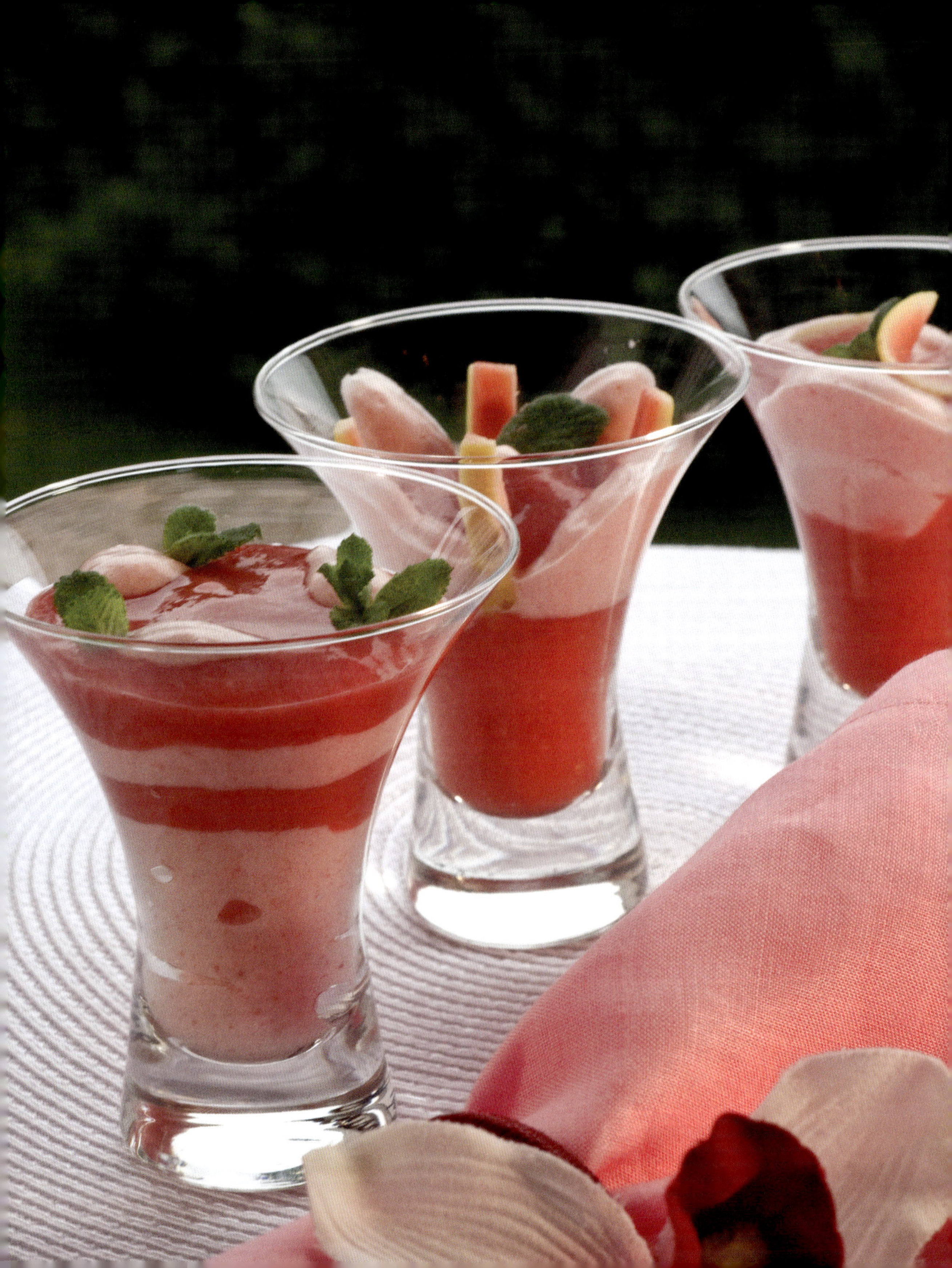

Espuma de goiaba

4 goiabas vermelhas médias descascadas e picadas
1/2 envelope de gelatina em pó sem sabor
2 colheres de sopa de água
4 claras
1/4 de xícara de frutose
1 colher de sopa de suco de limão

Preparo:

1. Bater as goiabas no liquidificador, com as sementes, passar pela peneira e reservar.
2. Numa panela pequena, amolecer a gelatina na água e levar ao fogo lento, mexendo até dissolver.
3. Retirar do fogo e deixar esfriar.
4. Bater as claras em neve, até obter picos moles.
5. Acrescentar a frutose aos poucos, batendo até obter picos firmes e brilhantes.
6. Misturar a goiaba com a gelatina e o suco de limão.
7. Juntar, cuidadosamente, a mistura de goiaba com o suspiro e colocar em taças.
8. Servir em seguida. Se desejar, enfeitar com pedaços de goiaba.

Palavras da nutricionista

A goiaba é eficaz contra resfriados, infecções e diarreias. Aumenta a resistência orgânica. Contém cálcio, fósforo, ferro, carboidratos e vitaminas A, B e C.

Receita leve, colorida e muito perfumada.

Utensílios necessários: liquidificador, peneira e taças
Rendimento: 5 porções
Valor calórico: 100kcal (porção)
Nível de dificuldade: fácil
Tempo de preparo: 20 minutos
Congelamento: não recomendado

Cheesecake de limão

Utensílios necessários: batedeira e fôrma para torta de 25cm de diâmetro
Rendimento: 12 fatias
Valor calórico: 85kcal (porção)
Nível de dificuldade: fácil
Tempo de preparo: 50 minutos
Congelamento: não recomendado

DICA: Pode-se utilizar tanto o limão-galego quanto o siciliano ou o taiti.

2 1/2 xícaras de ricota passada pela peneira
2 colheres de sopa de farinha de trigo branca
1/2 xícara de suco de limão
1 colher de chá de raspas de limão
3 claras
5 colheres de sopa de frutose

Preparo:

1. Numa tigela, juntar a ricota, a farinha, o suco e as raspas de limão e misturar bem até obter um creme homogêneo.
2. Bater as claras, juntar a frutose e continuar batendo até obter um suspiro.
3. Acrescentar o suspiro ao creme e misturar.
4. Untar uma fôrma para torta e despejar a massa.
5. Levar ao forno médio por 30 minutos e deixar esfriar. Desenformar e levar à geladeira.
6. Enfeitar com raspas e rodelas de limão.

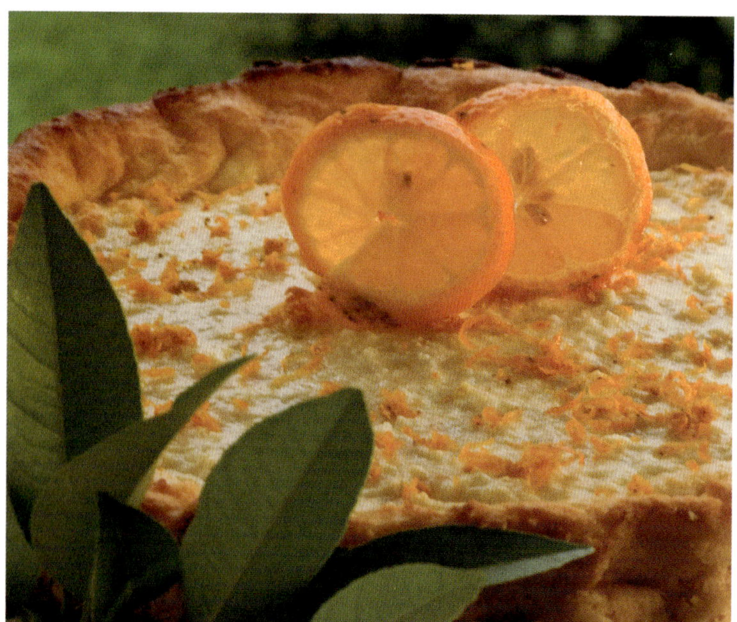

Torta de batata-doce com calda de geleia

Para a torta:

2 colheres de sopa de ghee (ver receita na p. 146)
4 xícaras de batata-doce crua finamente ralada
1/2 xícara de glicose de milho ou mel
1/2 xícara de açúcar mascavo
1 xícara de leite desnatado
1 colher de chá de canela em pó
1 colher de sopa de rum
1 xícara de passas cortadas ao meio
3 ovos batidos com um garfo

Para a calda de geleia:

2 xícaras de morangos limpos
1 xícara de água
4 colheres de sopa de frutose
2 colheres de sopa (rasas) de amido de milho

Preparo da torta:

1. Derreter o ghee e adicionar ao restante dos ingredientes, misturar bem e despejar numa fôrma untada e enfarinhada.
2. Levar ao forno médio por aproximadamente 45 minutos. Reservar.

Preparo da calda:

1. Colocar todos os ingredientes numa panela e cozinhar por cerca de 15 minutos.
2. Manter na geladeira.

Montagem:

Servir a torta morna com a calda gelada por cima.

Palavras da nutricionista

A batata-doce é rica em carboidratos. Contém ainda grande quantidade de vitamina A, além de vitaminas do complexo B e sais minerais como cálcio, fósforo e ferro. A vitamina A é indispensável à visão, conserva a saúde da pele, auxilia o crescimento e evita infecções. As vitaminas do complexo B (B1 e B5) previnem problemas de pele e ajudam na regularização do sistema nervoso e do aparelho digestivo. Os minerais, por sua vez, contribuem para a formação dos ossos, dos dentes e do sangue.

Utensílio necessário: fôrma
Rendimento: 8 porções
Valor calórico: 300kcal (porção)
Nível de dificuldade: fácil
Tempo de preparo: 1 hora
Congelamento: não recomendado

DICA: Quando for preparar batata-doce, cozinhe-a em água fervente em panela tampada e com a casca. Assim, você evitará que os nutrientes se percam durante cozimento. Lembre-se de que também as folhas da batata--doce possuem alto valor nutritivo. Elas podem ser preparadas como qualquer outra verdura de folha, com excelentes resultados.

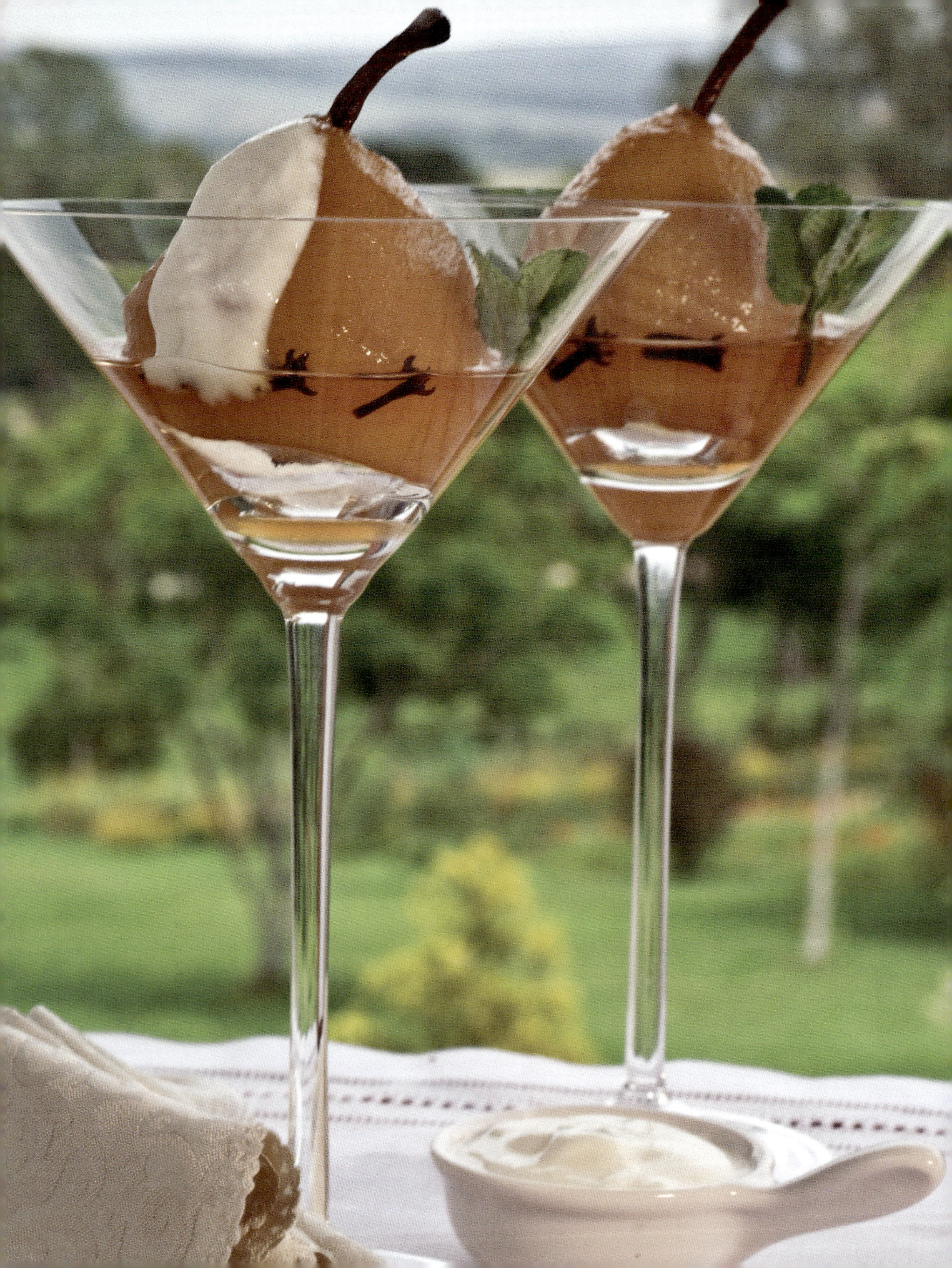

Peras em calda com iogurte

4 peras grandes maduras e firmes
3 colheres de sopa de suco de limão
1 litro de água
2 xícaras de açúcar mascavo
1 colher de sobremesa rasa de tirinhas de gengibre fresco
3 paus de canela pequenos
3 cravos
8 colheres de sopa de iogurte natural desnatado, para acompanhar

Preparo:

1. Descascar as peras e colocá-las em uma tigela com 1 colher de suco de limão para não escurecerem, enquanto prepara a calda.
2. Numa panela colocar a água, o açúcar, o restante do suco de limão, o gengibre, a canela e o cravo e cozinhar em fogo moderado por 20 a 30 minutos.
3. Logo em seguida, retirar as peras do suco de limão e colocá-las na calda fervente.
4. Após levantar fervura, deixar por mais 10 minutos, cuidando para as peras não se desmancharem.
5. Com uma escumadeira, retirar com cuidado as peras da calda e arrumá-las em uma tigela média.
6. Despejar a calda fervendo sobre as peras cozidas, tampar e deixar esfriar.
7. Colocar na geladeira.
8. Para servir, colocar 1 pera em cada taça, regar com 3 colheres de sopa da calda e decorar com 2 colheres de sopa de iogurte.

Palavras da nutricionista

A pera é muito apreciada por suas propriedades nutritivas e seu delicado sabor. Ideal para regimes, por seu baixo valor calórico. Ela contém quantidades razoáveis de vitaminas B1, B2 e niacina, todas do complexo B, que regulam o sistema nervoso e o aparelho digestivo, fortificando o músculo cardíaco. São essenciais ao crescimento e evitam a queda dos cabelos e problemas de pele. Constituída ainda de vitaminas A e C, a pera é uma das frutas mais ricas em sais minerais, incluindo sódio, potássio, cálcio, fósforo, enxofre, magnésio, silício e ferro. Eles contribuem na formação dos ossos, dos dentes e do sangue, mantêm o equilíbrio interno e o vigor do sistema nervoso. Como contém muitas fibras, a pera é excelente também no combate à prisão de ventre, à inflamação do intestino e da bexiga.

Utensílios necessários: escumadeira e 4 taças
Rendimento: 4 porções
Valor calórico: 150kcal (porção)
Nível de dificuldade: fácil
Tempo de preparo: 50 minutos
Congelamento: não recomendado

pães e biscoitos

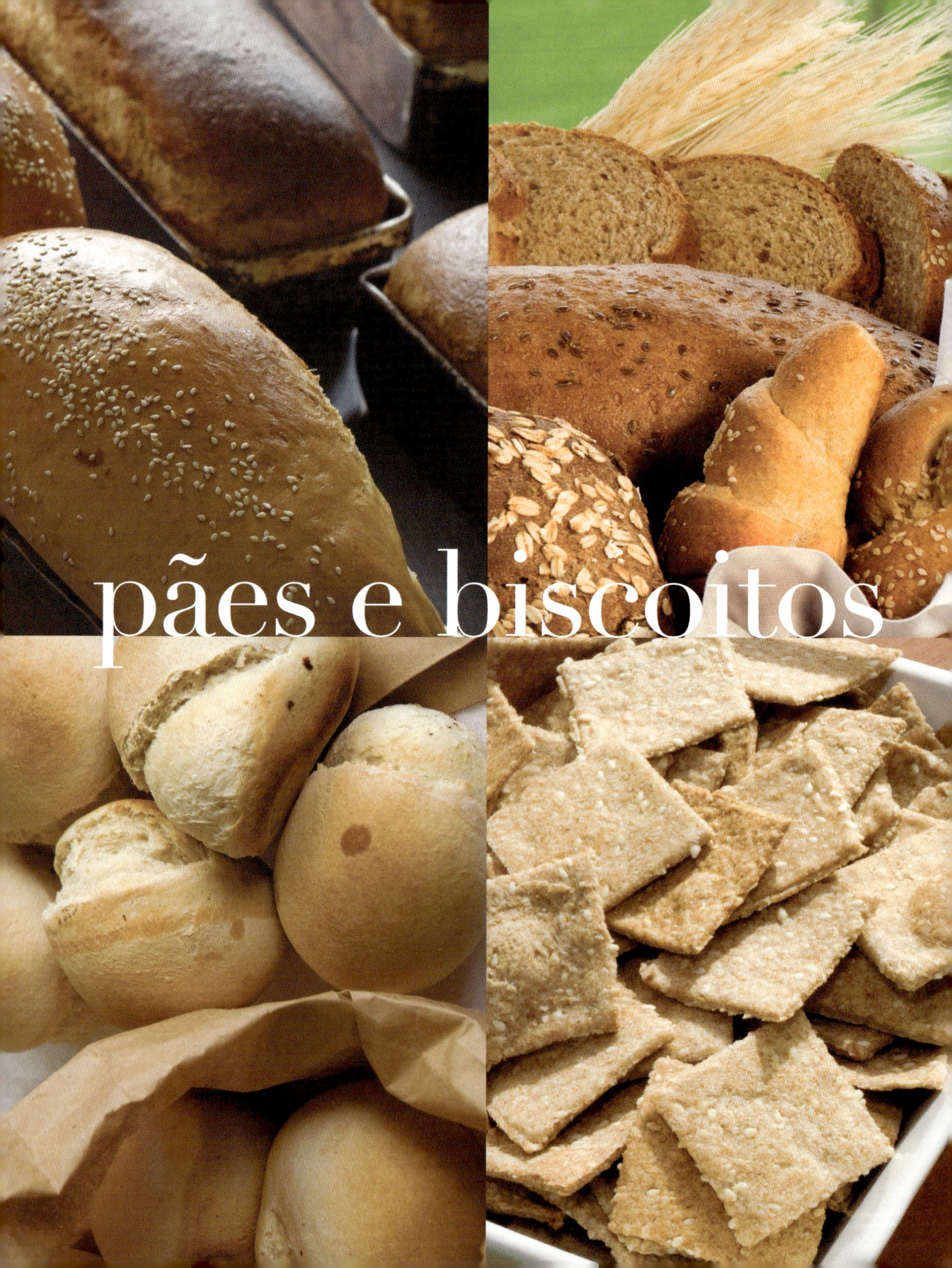

Biscoito de gérmen de trigo

1 xícara de farinha de soja
2/3 de xícara de leite em pó
2/3 de xícara de uvas-passas ou tâmaras
2/3 de xícara de nozes picadas
1 1/2 xícara de gérmen de trigo
2 1/2 xícaras de aveia
2/3 de xícara de óleo de milho
2/3 de xícara de mel
2 colheres de sopa de melado
2 ovos
2 colheres de café de baunilha

Preparo:

1. Em uma vasilha, peneirar a farinha e adicionar o leite, as uvas-passas, as nozes, o gérmen de trigo e a aveia e reservar.
2. Em outra tigela, combinar o óleo, o mel e o melado.
3. Adicionar os ovos, um a um, batendo após cada adição.
4. Juntar os ovos batidos com o óleo, o mel e o melado à mistura previamente reservada.
5. Mexer bem, fazer bolinhas pequenas e colocá-las em uma fôrma untada.
6. Assar em forno brando por 20 minutos.
7. Guardar os biscoitinhos em recipiente fechado, longe da luz e a da umidade.

Palavras da nutricionista

Assim como a barrinha de cereal, esta receita também consegue aliar vários ingredientes de alto valor nutricional. Rica em fibras, é importante para o funcionamento intestinal, além de ser excelente para a pele por causa de seu teor de vitamina E.

Utensílios necessários: peneira e fôrma
Rendimento: 145 unidades
Valor calórico: 35kcal (unidade)
Nível de dificuldade: médio
Tempo de preparo: 40 minutos
Congelamento: não recomendado

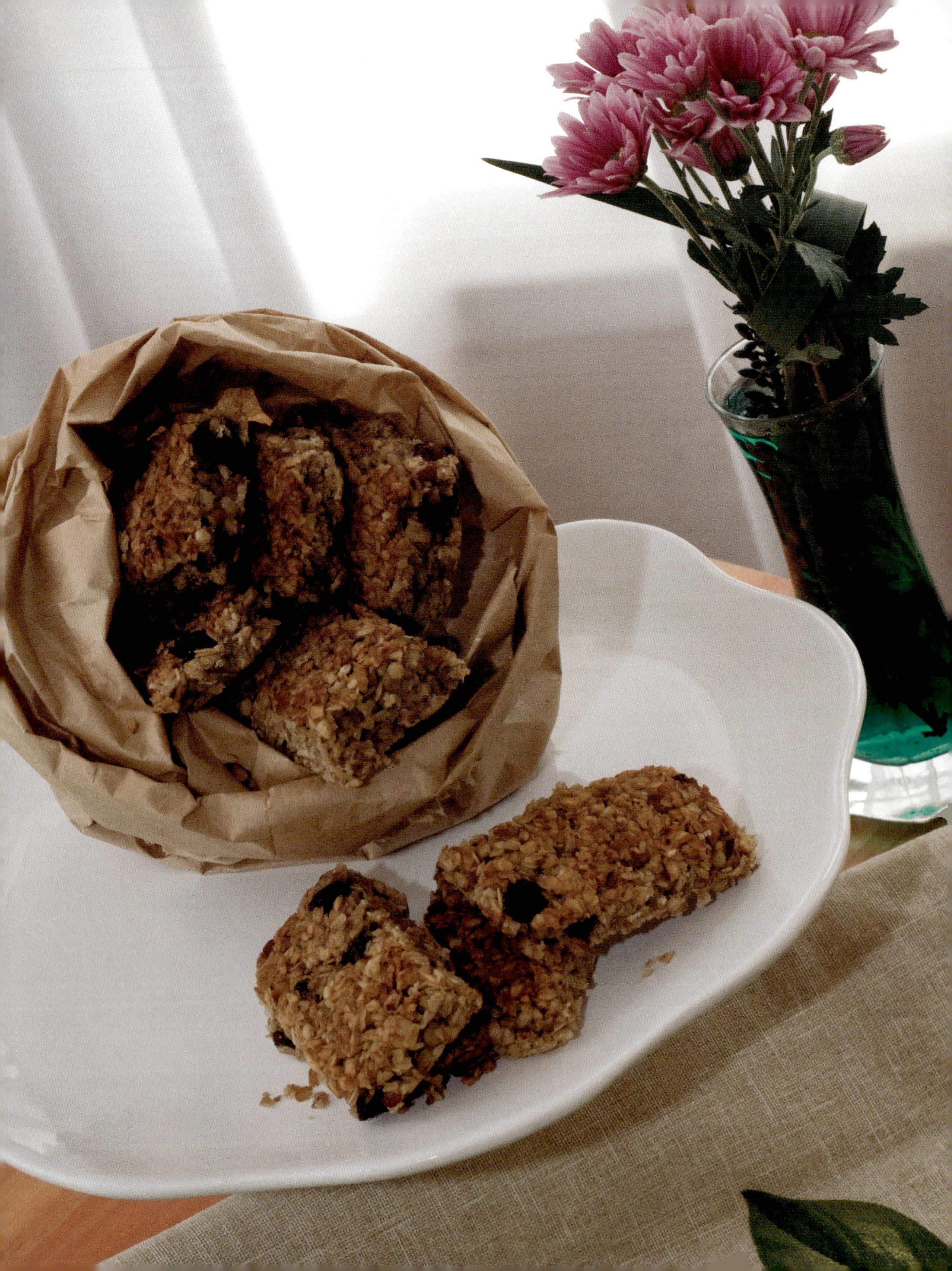

Barrinha de cereais

3 colheres de sopa de mel
1/2 xícara de óleo de milho
1 colher de chá de baunilha
5 colheres de sopa de açúcar mascavo
1 banana média amassada ou mais 1 colher de sopa de mel
3 1/2 xícaras de aveia
3 colheres de sopa de gergelim torrado
6 colheres de sopa de nozes picadas
3 colheres de sopa de passas

Preparo:

1 Juntar o mel, o óleo, a baunilha, o açúcar e a banana amassada, levar ao fogo e misturar bem. Acrescentar a aveia, o gergelim, as nozes e as passas.
2. Quando tudo estiver bem misturado, retirar do fogo e despejar em uma fôrma untada.
3. Comprimir bem com uma espátula molhada para não grudar.
4. Levar ao forno preaquecido em temperatura baixa e assar por 30 minutos.
5. Ainda quente, marcar o tamanho das barrinhas e esperar esfriar para cortar.
6. Guardar em recipiente fechado longe da luz e da umidade.

Palavras da nutricionista

Esta receita é realmente um orgulho, pois consegue aliar ingredientes de altíssimo valor nutricional, como banana, aveia, gergelim, passas, nozes e mel. Com elevado teor de fibras, ajuda no funcionamento intestinal. Possui alto valor energético, ou seja, é excelente para quem vai realizar ou acabou de praticar uma atividade física de grande intensidade. Rica em potássio, triptofano (que ajuda no bom humor), zinco e cálcio. Em razão de seu valor calórico, não se deve ingerir mais de uma barrinha ao dia, se deseja controlar o peso. Mas é uma ótima alternativa para os intervalos das refeições, principalmente se estiver fora de casa, pois pode ser levada na bolsa, guardada no porta-luvas do carro etc.

Utensílios necessários: fôrma e espátula
Rendimento: 15 unidades
Valor calórico: 170kcal (unidade)
Nível de dificuldade: médio
Tempo de preparo: 1 hora e 40 minutos
Congelamento: não recomendado

Palavras da nutricionista

Club gergelim é um biscoito tipo *cream cracker* muito saudável por conter fibras importantes como as da farinha de trigo e da aveia (ricas em vitamina E).
É também rico em cálcio, por causa do gergelim.

Utensílios necessários: vasilha grande, rolo para abrir massa e fôrma
Rendimento: 300g
Valor calórico: 500kcal (em cada 100g)
Nível de dificuldade: médio
Tempo de preparo: 1 hora e 20 minutos
Congelamento: não recomendado

Club gergelim

1 xícara de farelo de aveia
1 1/2 xícara de farinha integral
3/4 de xícara de farinha branca
1/2 xícara de gergelim
1/4 de xícara de óleo de milho
1 1/2 xícara de água
1 colher de chá de sal

Preparo:

1. Juntar todos os ingredientes em uma vasilha grande e misturar com as mãos até formar uma massa homogênea.
2. Abrir a massa com o rolo sobre uma superfície enfarinhada, fazendo uma camada fina.
3. Cortar a massa em quadrados de 6cm x 6cm, colocá-los numa fôrma untada e levar ao forno em temperatura média por 15 minutos ou até dourar.
4. Guardar em recipiente fechado, longe da luz e da umidade.

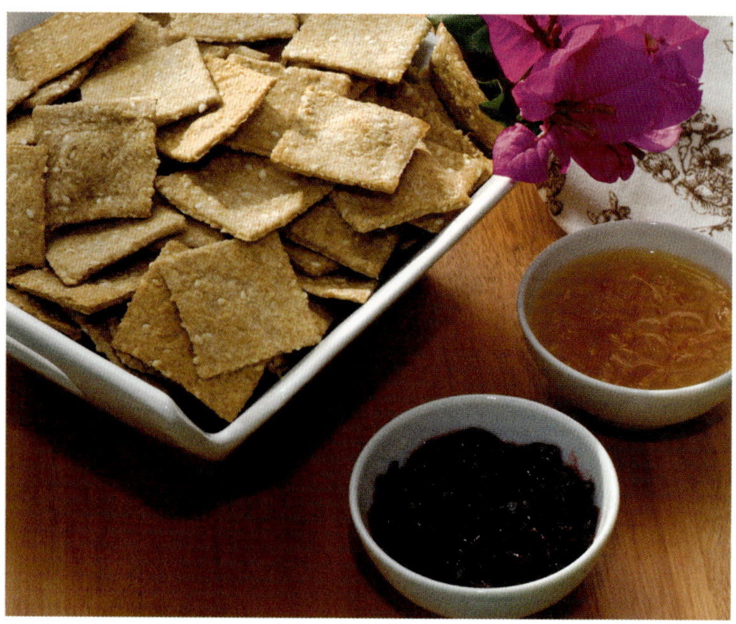

Biscoito de nozes

3/4 de xícara de açúcar cristal orgânico
1 ovo
3/4 de xícara de ghee (ver receita na p. 146)
1 colher de chá de essência de baunilha
2 xícaras de farinha de trigo branca
3/4 de xícara de farinha de trigo integral
1 1/4 xícara de nozes picadas

Preparo:

1. Na batedeira, preparar um creme com o açúcar, o ovo, o ghee e a essência de baunilha.
2. Acrescentar as farinhas de trigo e as nozes, amassando tudo até ficar homogêneo.
3. Deixar a massa descansar por 1 hora na geladeira, e então dispor em forminhas.
4. Levar a assar por 15 minutos em temperatura moderada.
5. Guardar em recipiente fechado longe da luz e da umidade.

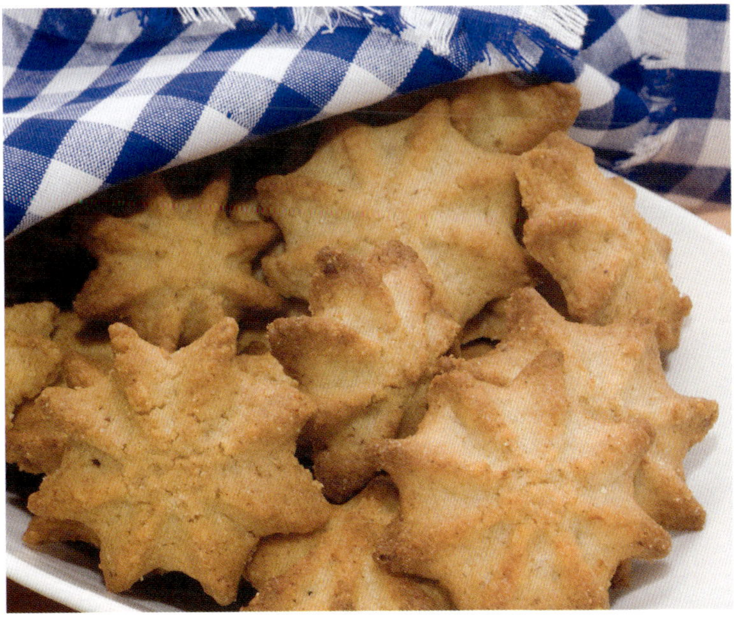

Palavras da nutricionista

As nozes são fontes de fibras, de proteína vegetal, de vitaminas antioxidantes, de minerais e de outras substâncias bioativas que têm efeitos benéficos. Sua gordura vegetal produz o bom colesterol, essencial para os hormônios sexuais. Ricas em ômega 3, exercem papel importante na proteção do coração.

Utensílios necessários: batedeiras e forminhas para assar biscoitos
Rendimento: 75 unidades
Valor calórico: 40kcal (unidade)
Nível de dificuldade: fácil
Tempo de preparo: 40 minutos
Congelamento: não recomendado

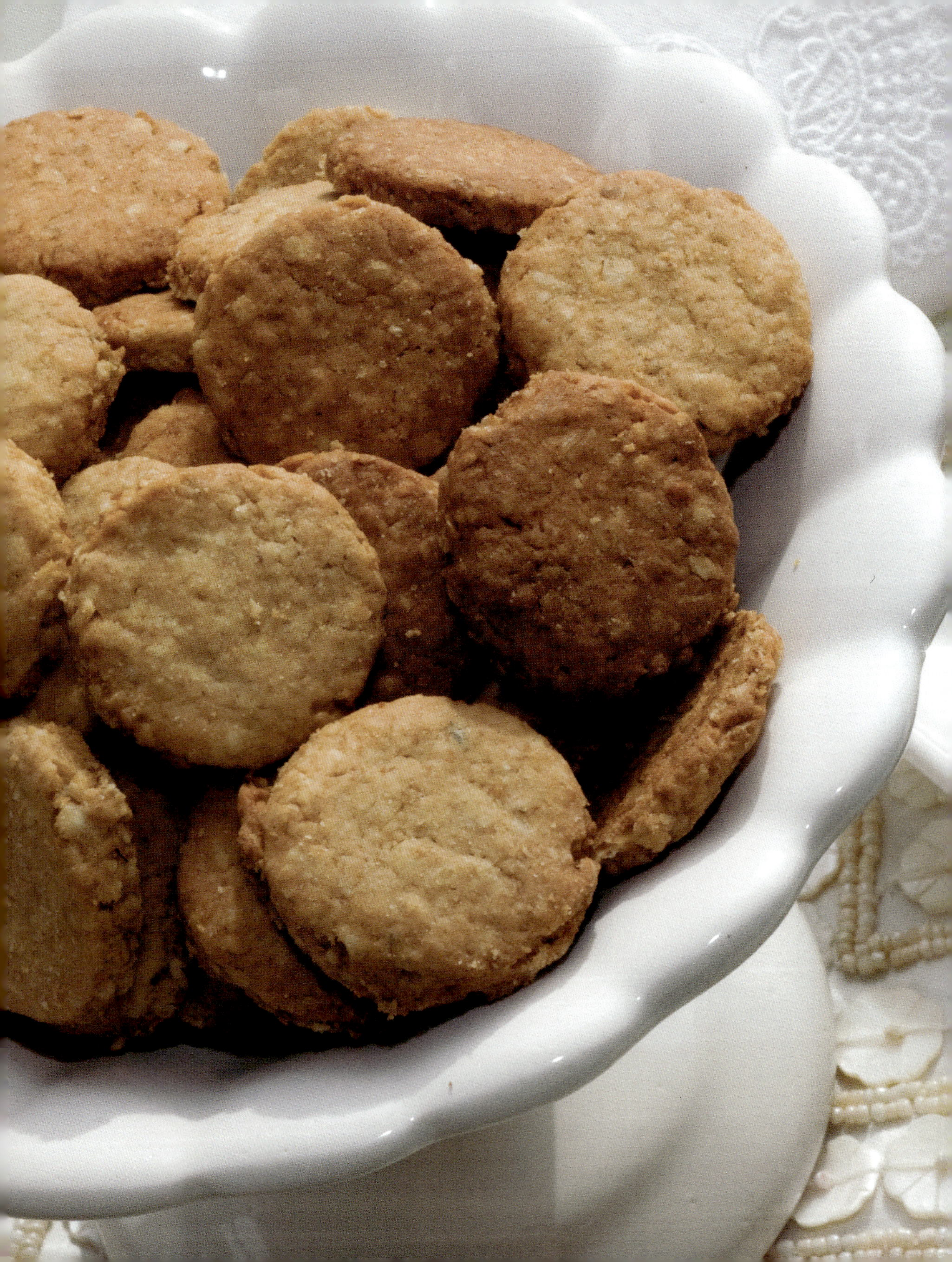

Biscoito de aveia

1 1/2 xícara de ghee (ver receita na p. 146)
1 1/2 xícara de açúcar mascavo
2 ovos
2 colheres de chá de baunilha
2 xícaras de farinha de trigo branca
1 xícara de farinha de trigo integral
3 xícaras de aveia em flocos médios
1 colher de chá de fermento em pó
1/2 colher de chá de sal
farinha de trigo para polvilhar

Preparo:

1. Na batedeira, bater o ghee e, aos poucos, acrescentar o açúcar, o ovo e a baunilha e reservar.
2. Em outra vasilha, peneirar as farinhas, adicionar a aveia, o fermento e o sal, juntar à mistura reservada e mexer bem até formar uma massa homogênea.
3. Fazer uma bola com a massa, levar ao refrigerador, deixar descansar por uma hora e polvilhar com farinha de trigo.
4. Abrir a massa com 3cm de espessura, cortar os biscoitos e assar em forno preaquecido por aproximadamente 20 minutos.
5. Guardar em recipiente fechado longe da luz e da umidade.

Palavras da nutricionista

A betaglucana, fibra solúvel presente na aveia, é responsável por parte das vantagens do consumo desse alimento. As fibras solúveis retardam o esvaziamento gástrico, gerando uma sensação maior de saciedade. E, ainda, em decorrência da ação da beta-glucana, há queda do colesterol ruim no sangue. Assim, o consumo regular de aveia pode estar relacionado com a diminuição da formação de placas de gorduras, que causam doenças cardiovasculares.

Utensílios necessários:
batedeira, peneira, rolo de abrir massa e cortadores de biscoito
Rendimento: 220 unidades
Valor calórico:
30kcal (unidade)
Nível de dificuldade: fácil
Tempo de preparo:
1 hora e 30 minutos
Congelamento:
não recomendado

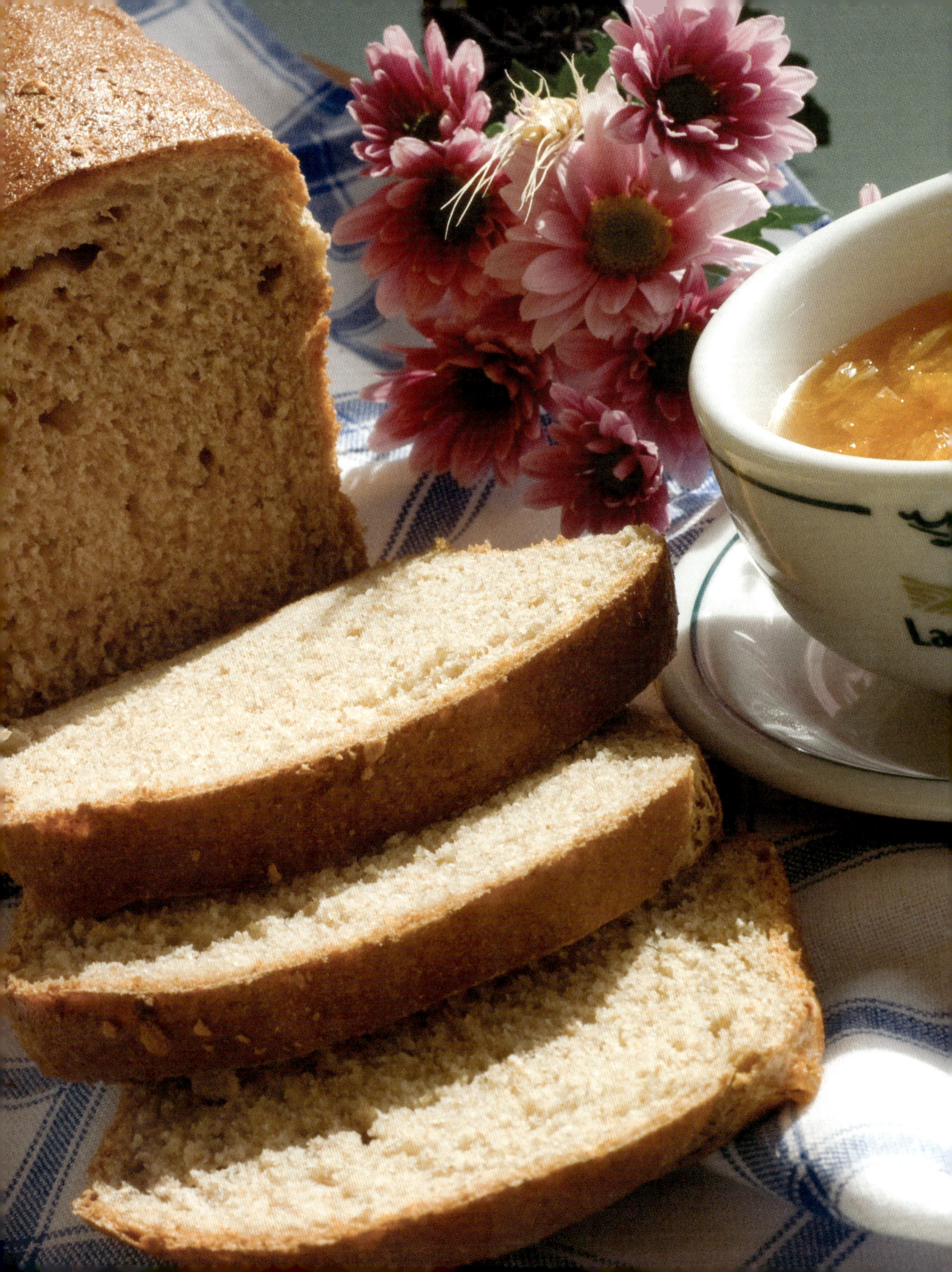

Pão de soja

2 xícaras de farinha de trigo integral
2 xícaras de farinha de trigo branca
1 xícara de farinha de soja
1 colher de sopa de fermento
2 colheres de chá de sal
2 colheres de sopa de açúcar mascavo
3 colheres de sopa de ghee (ver receita na p. 146)
3 xícaras de água morna
1 gema para pincelar
sementes de gergelim para polvilhar

Preparo:

1. Misturar as farinhas, o fermento, o sal, o açúcar e o ghee.
2. Adicionar, aos poucos, a água morna, amassando durante 10 minutos ou até a mistura parar de grudar nas mãos.
3. Deixar a massa descansar por cerca de 1 hora, até dobrar de tamanho.
4. Modelar a massa, colocar em duas fôrmas e, novamente, deixar descansar até dobrar de tamanho.
5. Pincelar a gema sobre cada massa e polvilhar com sementes de gergelim.
6. Preaquecer o forno durante 10 minutos.
7. Assar os pães em 180°C, por cerca de 40 minutos ou até o pão escurecer.

Palavras da nutricionista

A soja é rica em proteínas, possui isoflavonas e ácidos graxos insaturados que têm ação na prevenção de doenças crônico-degenerativas. Também é uma excelente fonte de minerais como ferro, potássio, fósforo, cálcio e vitaminas do complexo B.

Os benefícios da soja vão além destes, uma vez que estudos comprovam seu poder na prevenção de determinados cânceres e no alívio dos sintomas da menopausa.

Utensílios necessários:
2 fôrmas e pincel
Rendimento: 2 pães de 500g cada (aproximadamente 30 fatias)
Valor calórico: 100kcal (fatia)
Nível de dificuldade: médio
Tempo de preparo:
1 hora e 30 minutos
Congelamento: até 60 dias

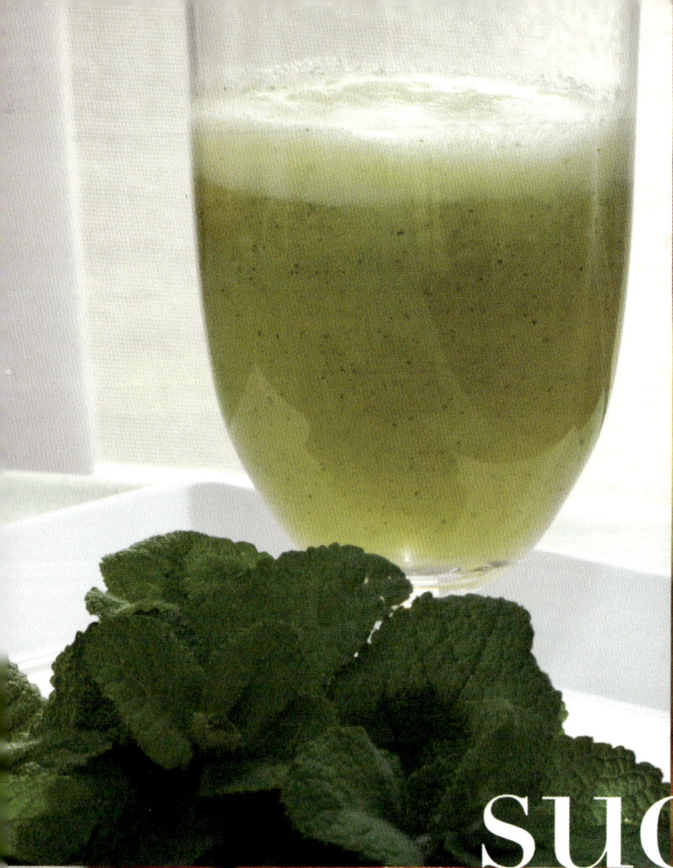
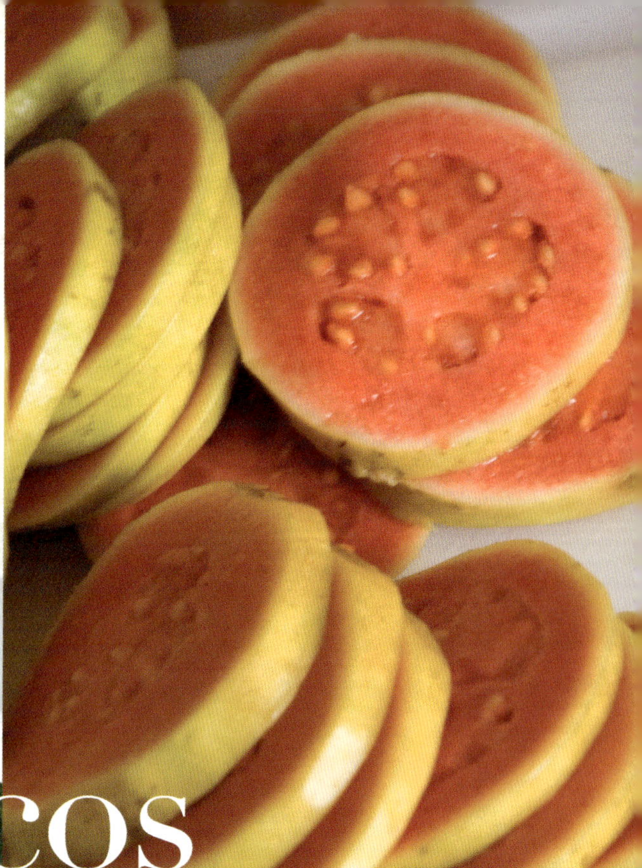

sucos

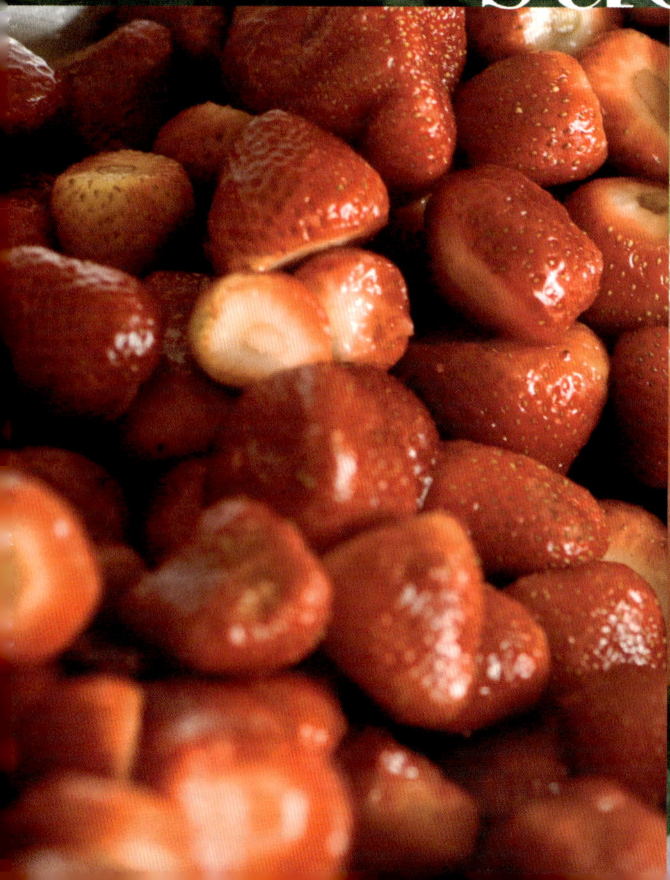
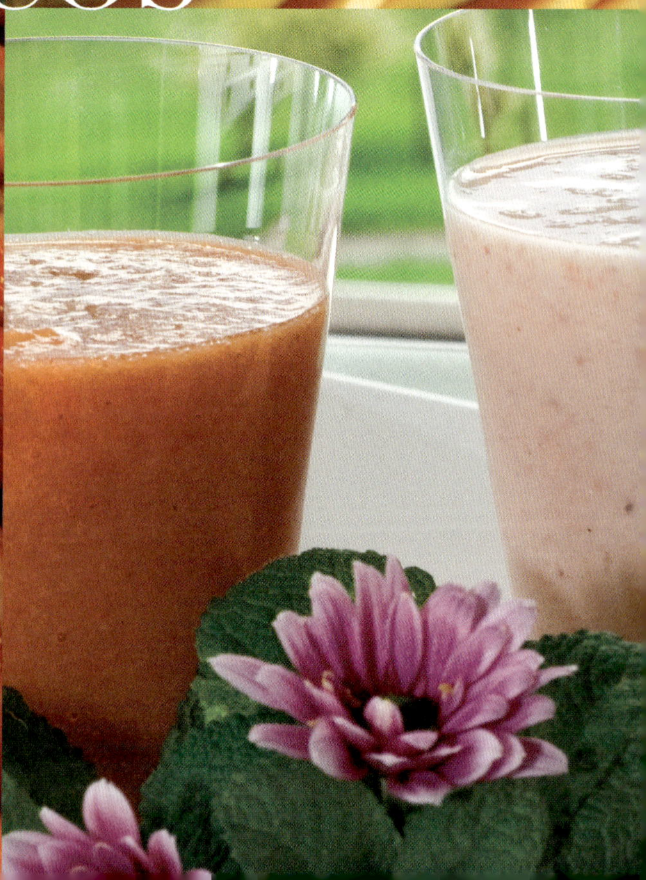

Suco de abacaxi com banana

1 abacaxi pequeno, descascado e picado
1 banana média
2/3 de xícara de água mineral

Preparo:

1. Colocar todos os ingredientes no liquidificador e bater até formar um creme.
2. Servir em taças ou copos. Não passar na peneira.

Palavras da nutricionista

Este suco é bastante energético, rico em potássio e fibras. Mas, pelo alto teor de calorias, deve ser consumido como único item de uma dieta de emagrecimento, nunca para acompanhar uma refeição.

Utensílios necessários: liquidificador e taças
Rendimento: 2 porções
Valor calórico: 200kcal (porção)
Nível de dificuldade: fácil
Tempo de preparo: 10 minutos
Congelamento: não recomendado

Suco de pera, morango e laranja

2 peras descascadas
suco de 3 laranjas médias
12 morangos

Preparo:

1. Colocar todos os ingredientes no liquidificador e bater até formar um creme.
2. Servir em taças ou copos. Não passar na peneira.

Palavras da nutricionista

Este suco é energético, rico em fibras e vitamina C. Mas, pelo alto teor calórico, deve ser consumido como único item de uma dieta de emagrecimento, nunca para acompanhar uma refeição.

Utensílios necessários: liquidificador e taças
Rendimento: 2 porções
Valor calórico: 260kcal (porção)
Nível de dificuldade: fácil
Tempo de preparo: 10 minutos
Congelamento: não recomendado

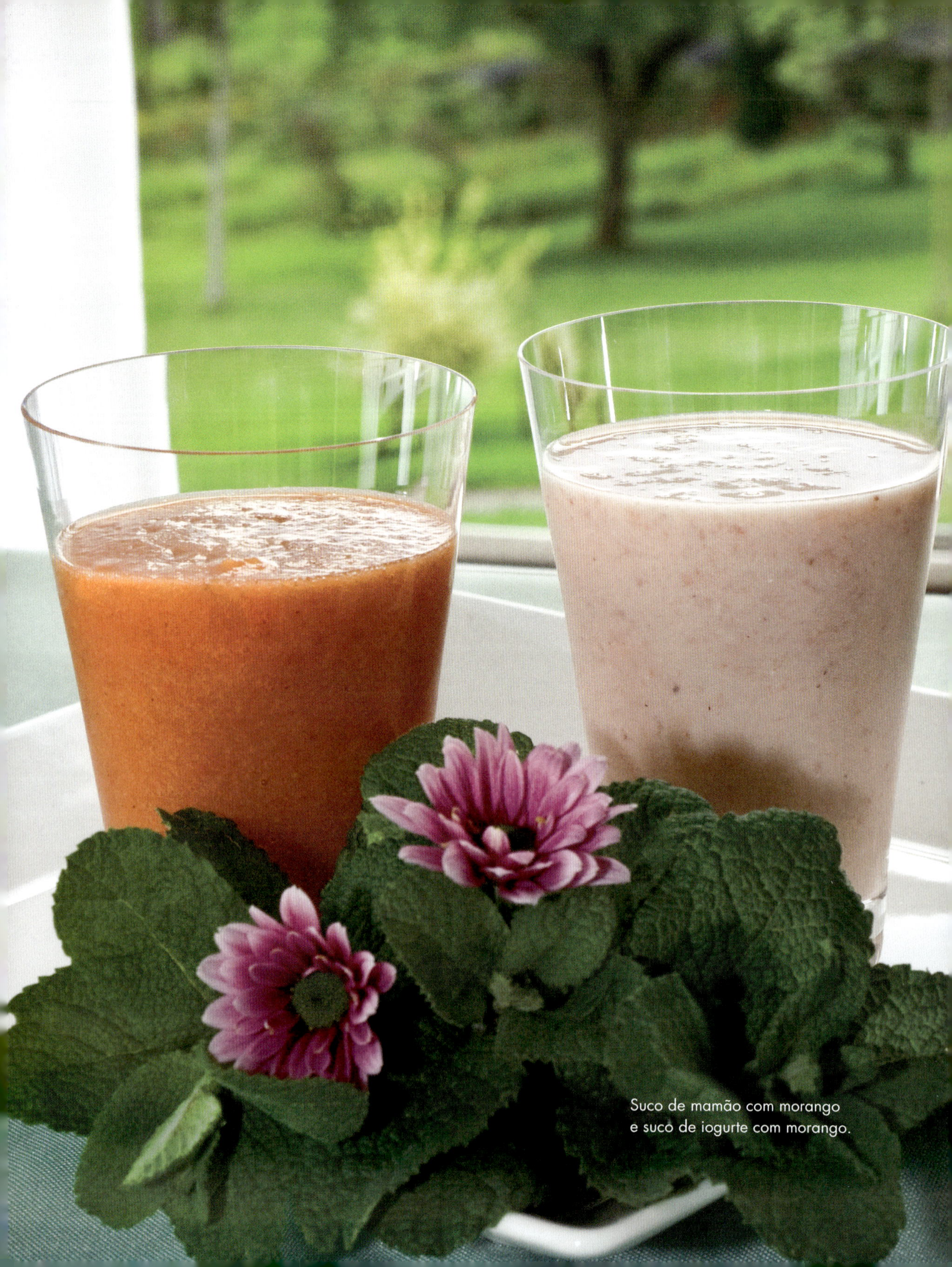

Suco de mamão com morango
e suco de iogurte com morango.

Suco de mamão com morango

1/2 mamão formosa de tamanho médio
20 morangos de tamanho médio
1 3/4 xícara de água

Preparo:
Bater tudo no liquidificador.

Utensílio necessário: liquidificador
Rendimento: 2 porções
Valor calórica: 100kcal (porção)
Nível de dificuldade: fácil
Tempo de preparo: 10 minutos
Congelamento: não recomendado

Suco de iogurte com morango

20 morangos de tamanho médio
3 1/3 xícaras de iogurte

Preparo:
1. No liquidificador, bater os morangos com a metade do iogurte.
2. Retirar do liquidificador, juntar o restante do iogurte e mexer com uma colher (esse procedimento é para que o suco não fique ralo).

Utensílio necessário: liquidificador
Rendimento: 2 porções
Valor calórico: 190kcal (porção)
Nível de dificuldade: fácil
Tempo de preparo: 10 minutos
Congelamento: não recomendado

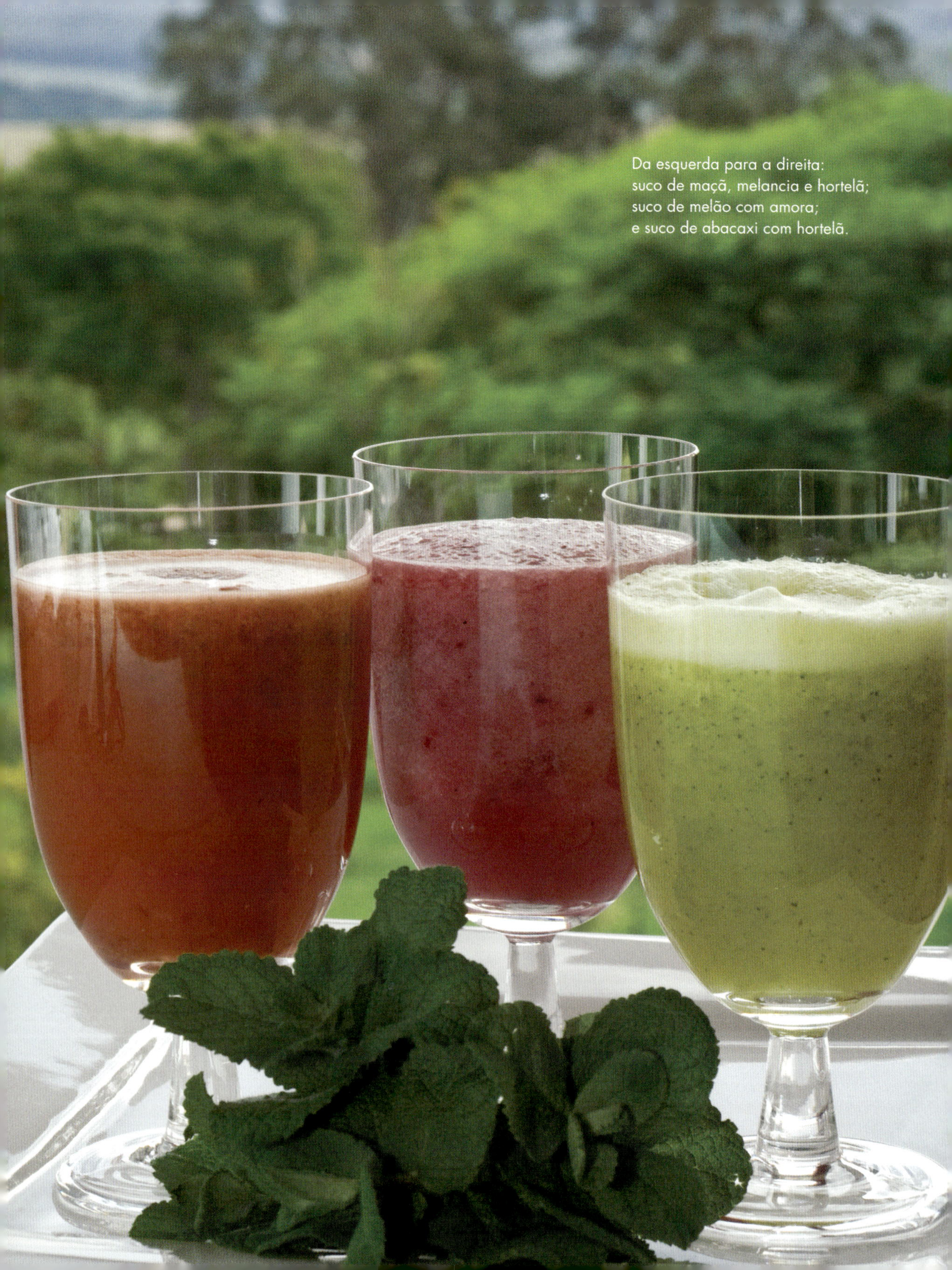

Da esquerda para a direita:
suco de maçã, melancia e hortelã;
suco de melão com amora;
e suco de abacaxi com hortelã.

Suco de maçã, melancia e hortelã

3 fatias médias de melancia descascadas e com as sementes
2 maçãs médias com casca
4 folhas de hortelã

Preparo:

1. Bater no liquidificador a polpa de melancia com as sementes e coar.
2. Voltar com o suco ao liquidificador, adicionar os demais ingredientes e bater.

Utensílios necessários: liquidificador e coador
Rendimento: 2 porções
Valor calórico: 130kcal (porção)
Nível de dificuldade: fácil
Tempo de preparo: 10 minutos
Congelamento: não recomendado

Suco de melão com amora

20 amoras
1/2 melão médio, descascado e picado

Preparo:

1. Bater no liquidificador as amoras e passar na peneira.
2. Colocar as amoras peneiradas no liquidificador novamente, juntar o melão e bater.

Utensílios necessários: liquidificador e peneira
Rendimento: 2 porções
Valor calórico: 90kcal (porção)
Nível de dificuldade: fácil
Tempo de preparo: 10 minutos
Congelamento: não recomendado

Suco de abacaxi com hortelã

1 abacaxi pequeno
5 folhas de hortelã lavadas
3/4 de xícara de água

Preparo:
Bater tudo no liquidificador.

Utensílio necessário: liquidificador
Rendimento: 2 porções
Valor calórico: 145kcal (porção)
Nível de dificuldade: fácil
Tempo de preparo: 10 minutos
Congelamento: não recomendado

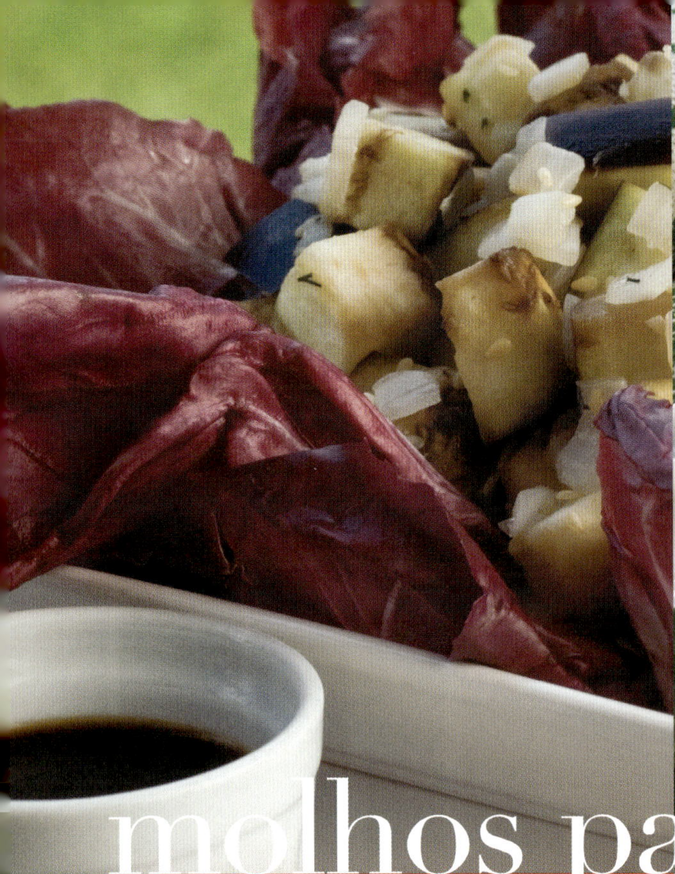
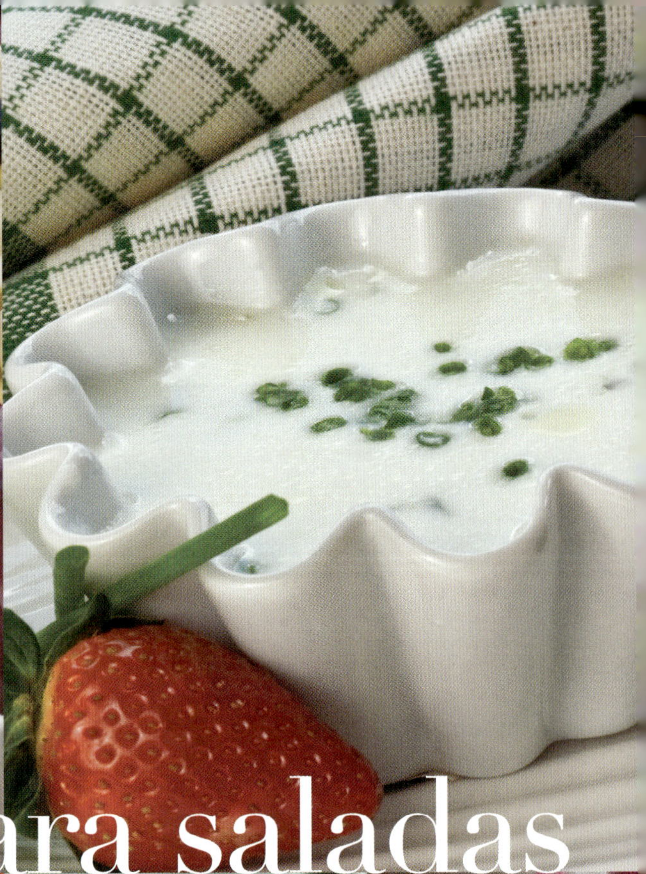

molhos para saladas

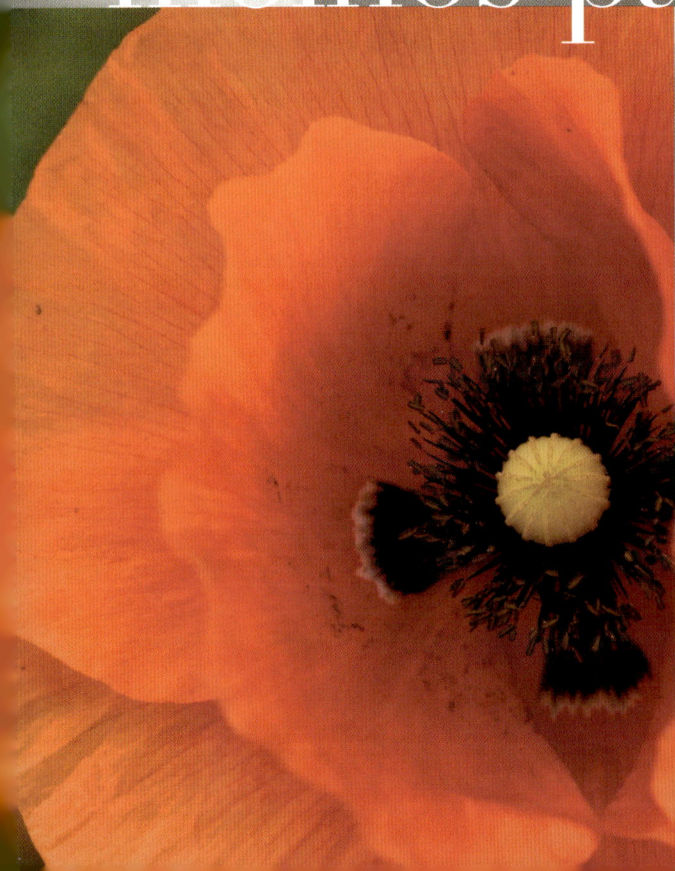
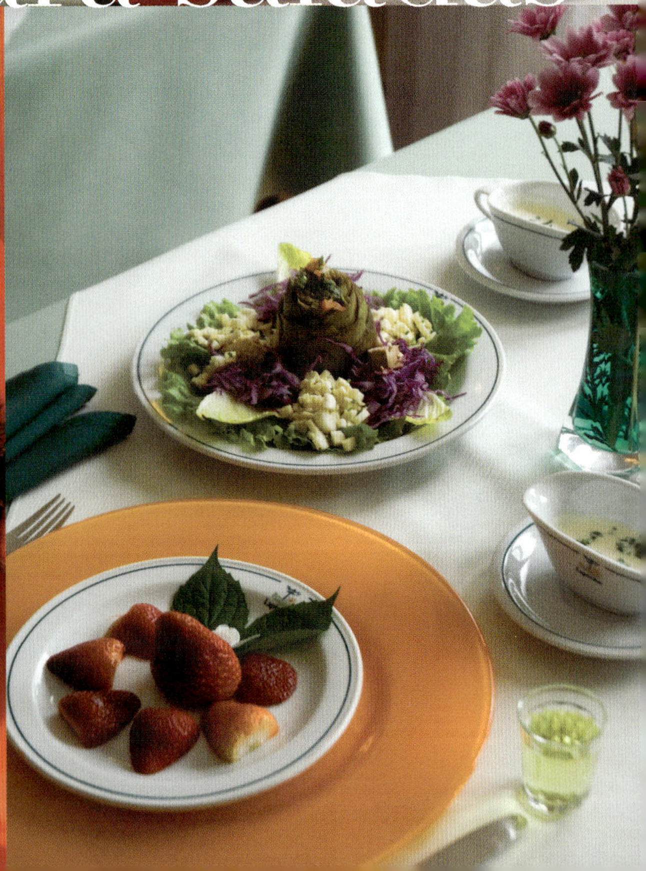

Molho de iogurte com ervas

1 3/4 xícara de iogurte natural
1/2 colher de chá de sal marinho
2 colheres de sopa de suco de limão
1 colher de chá de azeite de oliva
1 colher de chá de ervas finas
1 colher de chá de alecrim
1 colher de sopa de salsinha

Preparo:
Em um recipiente, misturar todos os ingredientes e servir.

Rendimento: 4 porções
Valor calórico:
50kcal (porção)
Nível de dificuldade: fácil
Tempo de preparo:
10 minutos
Congelamento:
não recomendado

Molho de vinagre balsâmico

1/2 xícara de vinagre balsâmico
1/4 de xícara de água
1 colher de sopa de azeite de oliva
1 colher de sopa de mel
1 colher de café de ervas finas

Preparo:
Em um recipiente, misturar todos os ingredientes e servir.

Rendimento: 5 porções
Valor calórico:
30kcal (porção)
Nível de dificuldade: fácil
Tempo de preparo:
10 minutos
Congelamento:
não recomendado

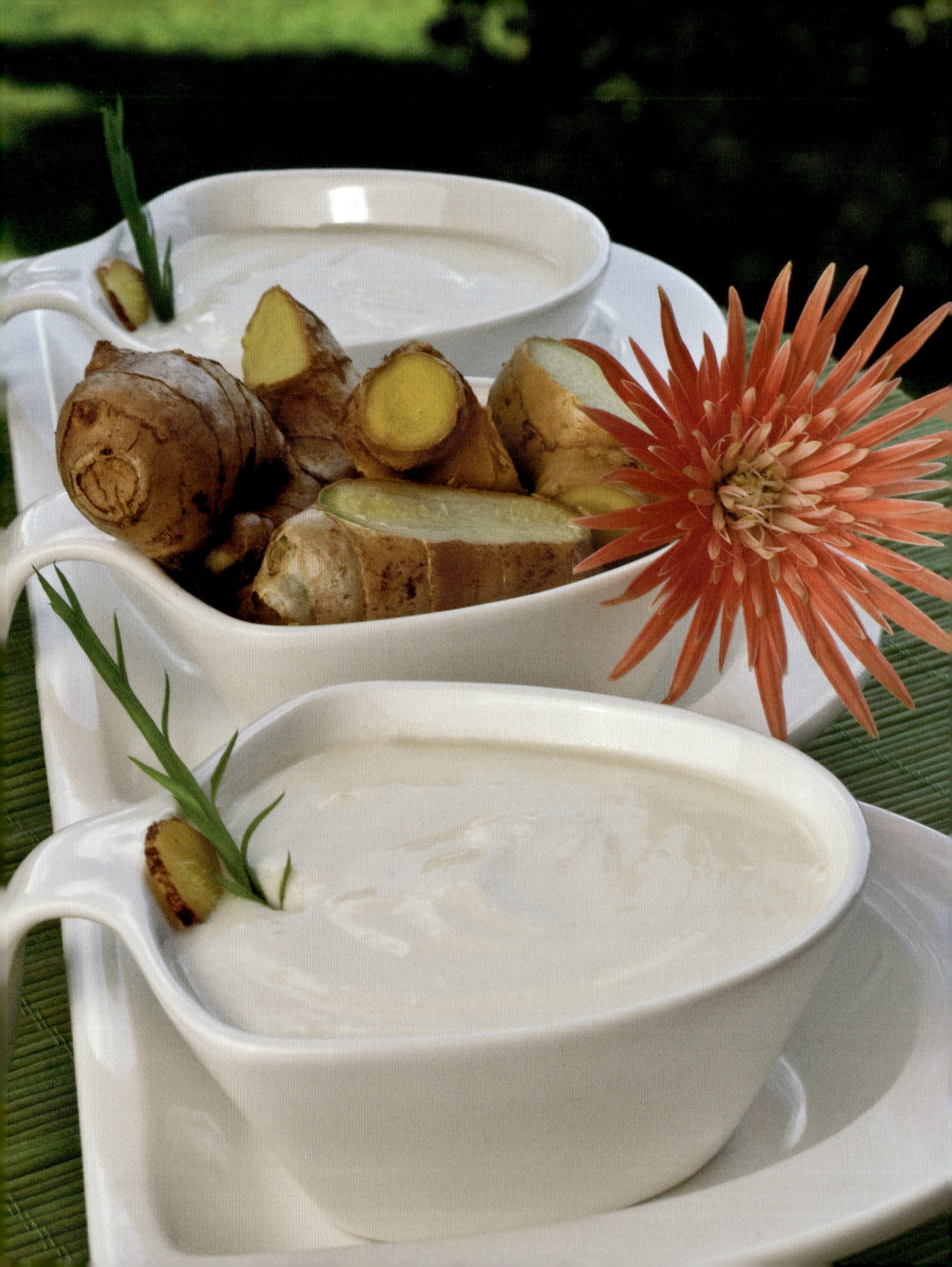

Molho de tofu com gengibre

1 xícara de tofu
1 xícara de leite de soja
2 colheres de sopa de suco de limão
1/2 colher de chá de sal marinho
2 colheres de sopa de gengibre ralado

Preparo:
Bater todos os ingredientes no liquidificador e servir.

Palavras da nutricionista

O gengibre estimula a digestão, alivia a constipação e é um tônico cardíaco. Poderoso anticoagulante, é também um excelente remédio para gases, enjoos ou náuseas, e, diferentemente dos fármacos, não provoca efeitos colaterais nem sonolência, pois não atua no sistema nervoso. Utilizado na Índia há milhares de anos no tratamento de doenças reumáticas, o gengibre ainda acelera o metabolismo, queimando calorias e, dessa forma, auxiliando no tratamento da obesidade.

Utensílio necessário:
liquidificador
Rendimento: 5 porções
Valor calórico:
50kcal (porção)
Nível de dificuldade: médio
Tempo de preparo:
10 minutos
Congelamento:
não recomendado

Palavras da nutricionista

Molho de sabor especial e agridoce, ideal para quem gosta de acrescentar algo doce na salada. A manga possui muitas vitaminas e minerais, além de auxiliar no tratamento da prisão de ventre.

Utensílios necessários: liquidificador e molheiras
Rendimento: 6 porções
Valor calórico: 100kcal (porção)
Nível de dificuldade: fácil
Tempo de preparo: 20 minutos
Congelamento: não recomendado

Molho de manga

2 colheres de sopa de azeite de oliva
1/2 xícara de cebola ralada
1 xícara de manga picada
1/4 de xícara de leite de coco
1 colher de sopa de hortelã picada
1 colher de chá de açúcar cristal orgânico
1 colher de café de sal marinho
ramos de hortelã para decorar

Preparo:

1. Numa panela, colocar o azeite e a cebola. Refogar a cebola até murchar, retirar do fogo e reservar.
2. Bater no liquidificador a manga com o leite de coco e despejar sobre o refogado de cebola. Juntar a hortelã e o açúcar.
3. Voltar ao fogo e cozinhar por mais 5 minutos ou até encorpar. Conferir o sal, cozinhar por mais 2 minutos e retirar do fogo.
4. Deixar esfriar, pôr em molheiras e servir com um raminho de hortelã.

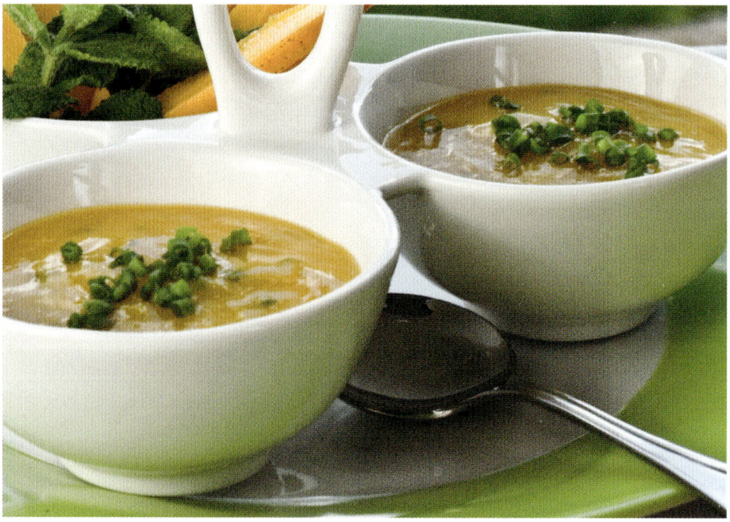

Molho de abacaxi com hortelã

1 xícara de abacaxi picado
3 colheres de sopa de hortelã picada
1 colher de sopa de suco de limão
1/2 colher de chá de sal marinho
2 colheres de sopa de azeite de oliva

Preparo:

1. Bater no liquidificador o abacaxi, a hortelã, o suco de limão e o sal.
2. Acrescentar, ao poucos, fios de azeite, sem parar de bater, até a pasta ficar cremosa. Servir.

Palavras da nutricionista

Receita também indicada para quem gosta do agridoce. O abacaxi é eficaz contra a aterosclerose, artrite e infecções da garganta. Ajuda na formação óssea dos adolescentes e é digestivo. Contém cálcio, fibras, carboidratos, fósforo, ferro e vitaminas A, B e C.

A hortelã tem propriedade antifúngica, anti-inflamatória, analgésica, anestésica e antiespasmódica, além de ser calmante e digestiva. Estudos sugerem sua relação com a melhora significativa da acne.

Utensílio necessário: liquidificador
Rendimento: 4 porções
Valor calórico: 20kcal (porção)
Nível de dificuldade: fácil
Tempo de preparo: 15 minutos
Congelamento: não recomendado

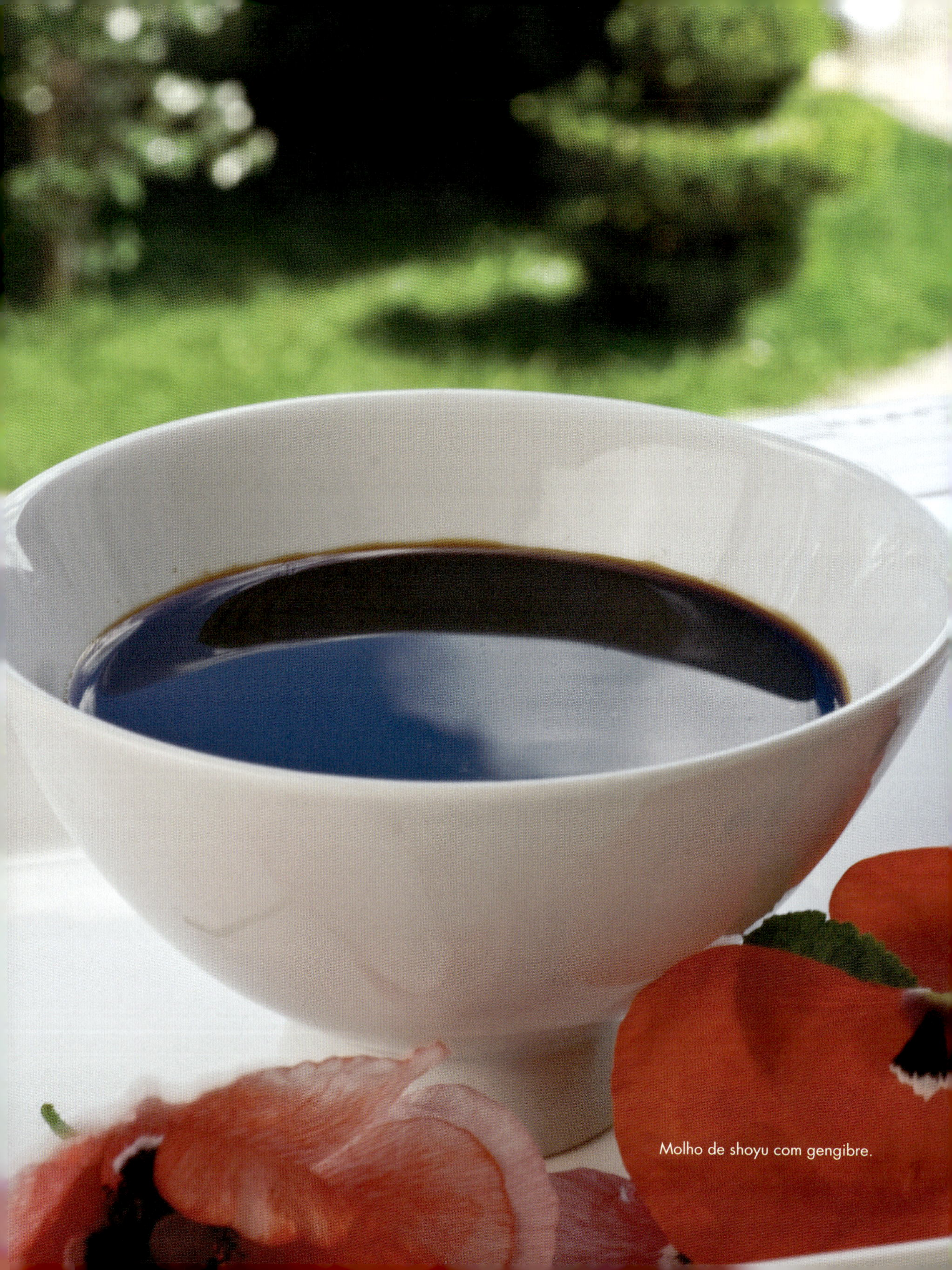

Molho de shoyu com gengibre.

Molho de shoyu com gengibre

1/2 xícara de shoyu
1 xícara de água
2 colheres de sopa de suco de limão
1 colher de chá de gengibre ralado

Preparo:
Num recipiente, misturar todos os ingredientes e servir.

Rendimento: 6 porções
Valor calórico: 15kcal (porção)
Nível de dificuldade: fácil
Tempo de preparo: 10 minutos
Congelamento:
não recomendado

Molho vinagrete tradicional

1/2 cebola pequena ralada
1/2 xícara de tomate com pele e sem semente, picado
1/2 xícara de suco de limão
1/4 de xícara de água
1/4 de xícara de vinagre de maçã
1 colher de café de sal marinho
1/2 colher de sopa de azeite de oliva
1/2 colher de sopa de óleo de girassol

Preparo:
Em um recipiente, misturar todos os ingredientes e servir.

Rendimento: 5 porções
Valor calórico: 35kcal (porção)
Nível de dificuldade: fácil
Tempo de preparo: 20 minutos
Congelamento:
não recomendado

Molho de ricota com hortelã

1/2 xícara de iogurte natural
1 xícara de ricota
1 cebola pequena
1/2 colher de chá alho
1/2 colher de chá de sal
1/4 de xícara de folhas de hortelã fresca

Preparo:
Bater todos os ingredientes no liquidificador e servir.

Utensílio necessário:
liquidificador
Rendimento: 4 porções
Valor calórico: 70kcal (porção)
Nível de dificuldade: fácil
Tempo de preparo: 10 minutos
Congelamento:
não recomendado

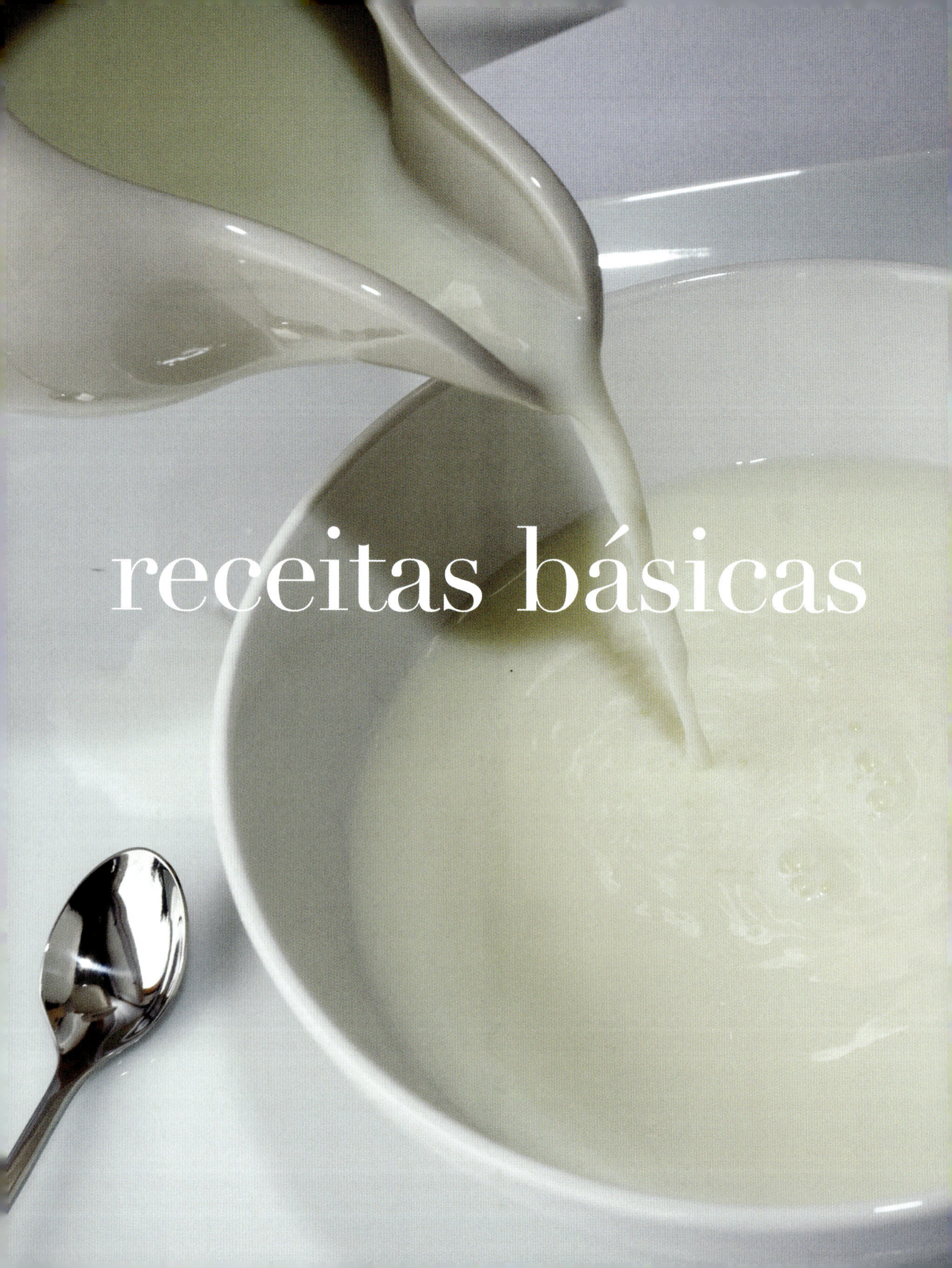

receitas básicas

Iogurte dessorado

1 litro de iogurte natural

Preparo:
Colocar o iogurte em uma peneira forrada com um tecido de algodão e deixar dessorar por 1 hora ou até adquirir a consistência desejada.

Palavras da nutricionista

O iogurte dessorado pode substituir o creme de leite em algumas receitas, sem prejuízo de sabor e textura. Quando elaborado com iogurte desnatado, constitui-se num laticínio magro, portanto rico em cálcio e sem gordura.

Utensílios necessários: peneira e tecido de algodão
Rendimento: 500g
Valor calórico: 400kcal
Nível de dificuldade: fácil
Tempo de preparo: 1 hora e 10 minutos
Congelamento: não recomendado

Molho de tomate

1 colher de chá de azeite de oliva
2 dentes de alho picados
1 cebola grande picada
4 tomates frescos grandes, sem pele e sem semente, picados
1 colher de chá rasa de sal
2 colheres de chá de orégano

Preparo:
1. Em uma panela média colocar o azeite, refogar o alho e a cebola, e deixar cozinhar por 5 minutos em fogo médio.
2. Abaixar o fogo, acrescentar os tomates, tampar e cozinhar por 15 minutos.
3. Adicionar o sal e o orégano. Reservar.

Rendimento: 1 1/2 xícara de chá (10 colheres de sopa cheias)
Valor calórico: 25kcal (colher de sopa cheia)
Nível de dificuldade: fácil
Tempo de preparo: 20 minutos
Congelamento: até 30 dias

Ghee – Manteiga clarificada

500g de manteiga sem sal

Preparo:

1. Levar a manteiga ao fogo baixo em uma panela de fundo grosso, sem tampar, por aproximadamente 20 minutos. Não deixar a manteiga tornar-se marrom, pois estraga o sabor.
2. Retirar do fogo e deixar amornar.
3. Passar a manteiga em uma peneira forrada com tecido de algodão.
4. Armazenar em vidro bem fechado. Pode ser conservado em geladeira por até 6 meses.

Palavras da nutricionista

O ghee é utilizado na culinária em substituição à manteiga e à margarina. Entre suas várias características, podemos destacar o fato de ele ligar-se aos radicais livres (de forma mais efetiva que as vitaminas C, E e o betacaroteno); possuir efeito desintoxicante, eliminando as toxinas lipossolúveis ambientais e corporais; ser um ótimo meio de transporte para substâncias curativas, vitaminas lipossolúveis e sais minerais; deixar as articulações bem elásticas; reforçar o sabor dos alimentos, quando usado em dose moderada; e aumentar a produção dos sucos gástricos. No ghee, os componentes alérgicos do leite de vaca são destruídos e a proteína é desnaturada. O ghee é facilmente digerível e também auxilia na digestão dos outros alimentos.

Utensílios necessários: panela de fundo grosso, peneira e tecido de algodão
Rendimento: 400g
Valor calórico: 90kcal (colher de sopa rasa)
Nível de dificuldade: fácil
Tempo de preparo: 30 minutos
Congelamento: até 30 dias

Proteína texturizada de soja ao alho e óleo

1 colher de sopa de alho
3 colheres de sopa de óleo de milho
4 1/2 xícaras de proteína texturizada de soja tamanho médio
1 colher de sobremesa de sal marinho

Preparo:

1. Dourar o alho no óleo, acrescentar a proteína texturizada e o sal.
2. Mexer em fogo médio até dourar por cerca de 3 minutos.
3. Deixar esfriar bem, colocar em vidro fechado e armazenar em ambiente seco por até 3 meses.

Palavras da nutricionista

A proteína da soja contém a isoflavona, substância importante para regulação hormonal e que tem o poder de controlar o colesterol ruim. De excelente sabor, ela pode ser consumida sobre sopas ou legumes quentes.

Rendimento:
50 colheres de sopa
Valor calórico:
25kcal (colher de sopa)
Nível de dificuldade: fácil
Tempo de preparo: 5 minutos
Congelamento:
não recomendado

Molho branco

3 colheres de sopa de ghee (ver receita na p. 146)
3 colheres de sopa cheias de farinha de trigo branca
1 colher de sopa cheia de farinha de trigo integral
3 xícaras de leite desnatado morno
1 colher de chá de sal marinho
1/2 colher de chá de noz-moscada
2 colheres de sopa de nata ou de creme de leite fresco

Preparo:

1. Em uma panela, derreter o ghee, acrescentar os 2 tipos de farinha de trigo e cozinhar, mexendo até atingir a consistência de farofa.
2. Juntar o leite aos poucos, mexendo sempre. Cozinhar por 10 minutos e retirar do fogo (se criar bolinhas, bater no liquidificador).
3. Colocar em banho-maria. Adicionar o sal e a noz-moscada e deixar cozinhar por mais 10 minutos, mexendo às vezes.
4. Antes de servir, juntar a nata ou o creme de leite fresco.

Utensílio necessário:
liquidificador
Rendimento: 35 colheres de sopa
Valor calórico: 25kcal (colher de sopa)
Nível de dificuldade: fácil
Tempo de preparo:
20 minutos
Congelamento:
não recomendado

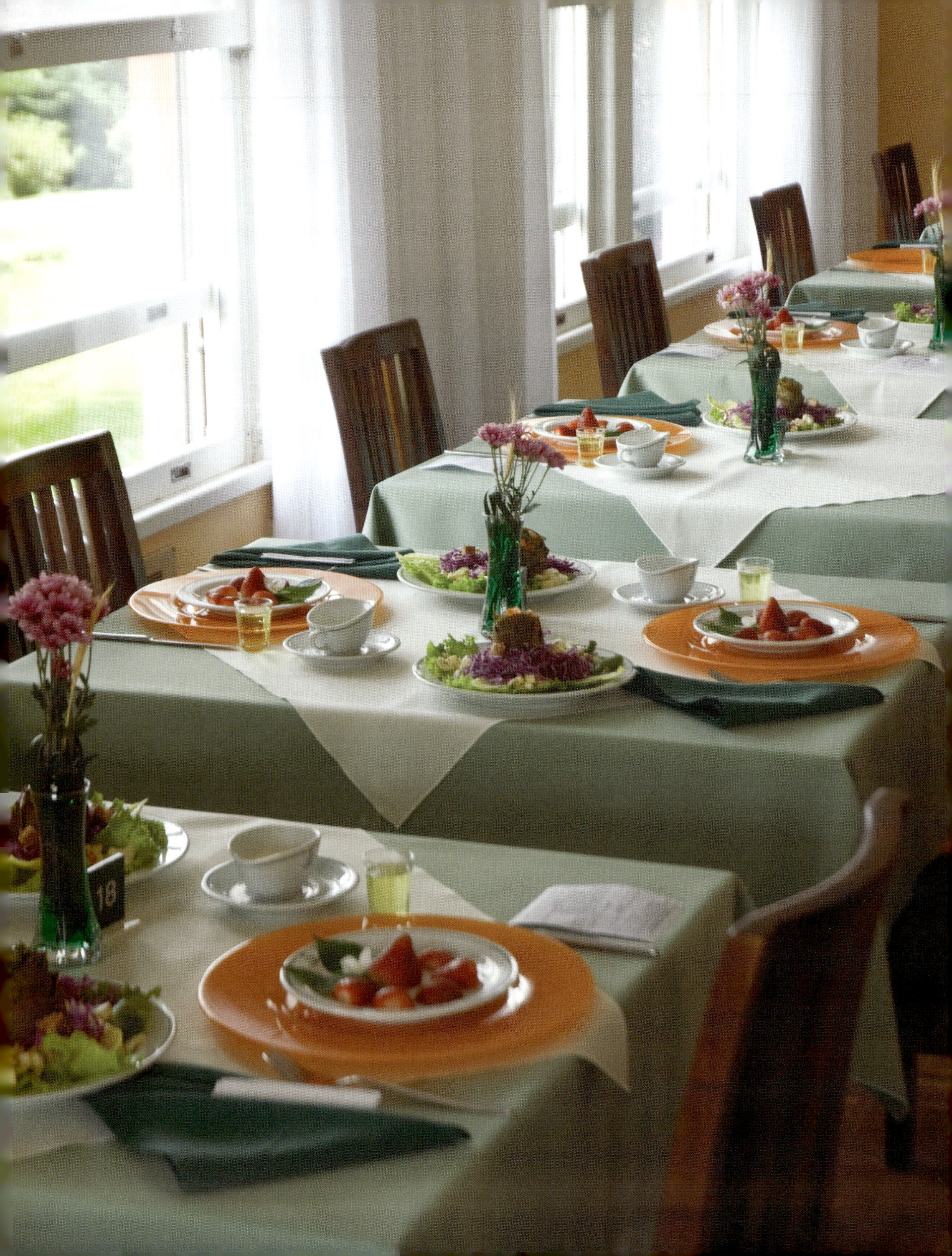
18

sugestão da nutricionista

para o seu cardápio do mês inteiro

1ª semana – 1.200 calorias

Desjejum	Almoço	Lanche da tarde	Jantar
segunda-feira			
• 1 fatia média de abacaxi • 1 fatia de pão integral • 1 colher (sobremesa) de geleia de morango • 150ml de leite desnatado ou iogurte natural desnatado	• 1/2 cacho médio de uva rubi • 1 porção da salada à camponesa temperada com 1 porção de molho de ricota com hortelã • 1 porção de cogumelos ao shoyu • 1 porção de crepe ao creme de alho-poró e estragão	• 1/2 papaia • 1 noz-pecã	• 1 porção de calzone de palmito • 1 prato de brócolis, beterraba e abobrinha cozidos, temperados com pouco sal, limão, 1 colher (chá) rasa de azeite de oliva e 1 colher (sopa) de proteína de soja texturizada
terça-feira			
• 300ml de suco de iogurte com morango • 1 fatia de pão de soja • 1 colher (sopa) de ricota • 1 xícara de chá de hortelã	• 1/2 tangerina • 1 prato grande de alface, rúcula, agrião, cenoura, 1 colher (chá) de uva-passa temperados com 1 porção do molho vinagrete • 1 porção de refogado à baiana • 1 porção de berinjela em camadas • 2 colheres (sopa) de arroz integral	• 1 goiaba	• 1 porção da sopa de abobrinha com 1 colher (sopa) de farelo de aveia
quarta-feira			
• 1 fatia grande de melão • 4 biscoitos de aveia • 1 castanha-do-pará • 150ml de leite desnatado ou iogurte natural desnatado	• 1/2 banana • 1 porção de salada de verão • 1 porção de abóbora com hortelã • 1 porção de minitorta de ricota	• 10 morangos	• 1 porção de sopa de tomate e funcho • 1 porção de batata recheada
quinta-feira			
• 300ml de suco de pera, morango e laranja com 1 colher (sobremesa) de farelo de aveia • 1 fatia de pão integral • 1 colher (sopa) de ricota • 1 xícara de chá de melissa	• 1/2 papaia • 1 prato grande de alface crespa, pepino em rodelas, pimentão vermelho, rúcula, 3 gomos de tangerina temperados com 1 porção de molho de iogurte com ervas • 1 porção de funcho com abacaxi • 1 porção de panquecas de espinafre com tofu	• 2 pêssegos	• 1 porção de sopa de brócolis • 1 fatia média de queijo de minas frescal

	Desjejum	Almoço	Lanche da tarde	Jantar
sexta-feira	• 1 maçã vermelha • 1 fatia de pão integral • 1colher (chá) de manteiga • 1 xícara de chá de erva-doce	• 1 fatia média de abacaxi • 1 porção de mistura búlgara • 1 porção de repolho em pedaços • 1 porção de tomate recheado à grega	• 12 unidades de cerejas frescas • 1 castanha-do-pará	• 1 porção de sopa de alho-poró
sábado	• 1 fatia de mamão com 1/2 copo de iogurte natural desnatado e 2 colheres de sopa de granola • 1 xícara de chá de erva-cidreira	• 1 fatia de melão • 1 prato grande com 1 tomate inteiro picado, agrião, alface americana, lascas de 1/4 de manga temperados com 1 porção do molho de vinagre balsâmico • 1 porção de milho verde cremoso • 1 porção de quiche de cogumelos	• 1 laranja	• 2 fatias de pão de soja • 1 colher (sopa) de ricota • 1 porção de ervilha-torta com ervas
domingo	• 1 banana amassada com 1 colher (sobremesa) de farelo de aveia e canela em pó • 4 club gergelim com 1 colher (sopa) de requeijão cremoso desnatado • 1 xícara de chá de menta	• 1/2 pera • 1 prato grande com 3 fatias de beterraba cozida, 5 colheres (sopa) de repolho verde cru, 1/4 de maçã, acelga picada temperados com 1 porção do molho de abacaxi com hortelã • 1 porção do bolinho de tofu • 1 porção do brócolis ao molho de tomate e limão • **sobremesa:** 1 porção de espuma de goiaba	• 1 grapefruit	• 1 porção de sopa de mandioquinha e agrião • 1 fatia média de queijo de minas frescal

2ª semana – 1.200 calorias

	Desjejum	Almoço	Lanche da tarde	Jantar
segunda-feira	• 1 fatia grande de melancia • 1 fatia de pão integral • 1/2 colher (sopa) de geleia de laranja • 1 xícara de chá de canela	• 1/2 laranja • 1 porção de salada de repolho roxo e agrião • 1 porção de berinjela recheada à grega • 4 colheres (sopa) de arroz integral	• 1 maçã • 1 castanha-do-pará	• 1 porção de sopa de beterraba • 1 fatia média de queijo de minas frescal
terça-feira	• 300ml de suco de mamão com morangos • 1 fatia de pão integral • 1 colher (sopa) de ricota • 1 xícara de chá de camomila	• 1 kiwi • 1 porção da salada suíça de vagem temperada com 1 porção de molho de tofu com gengibre • 1 porção de talharim à primavera	• 1 banana batida com 150ml de leite desnatado e 1 colher (sopa) de farelo de aveia	• 1 porção de sopa asiática • 1 fatia de pão integral
quarta-feira	• 300ml de suco de laranja (colocar 1/4 de água) • 3 biscoitos de gérmen de trigo • 1 fatia média de queijo de minas frescal • 1 xícara de chá de maçã com erva-cidreira	• 1 caju • 1 porção de salada de pepino e maçã • 1 porção de quiche de milho • 4 colheres (sopa) de couve refogada • 1 batata média assada	• 1 pedaço de melão	• 1 fatia de pão de soja • 1 colher (sopa) de ricota temperada com picles picado • 1 maçã cozida com canela e 1 colher (chá) de uva-passa
quinta-feira	• 200ml de iogurte natural desnatado • 1/2 colher (sopa) de mel • 1 barrinha de cereal • 1 xícara de chá de laranja	• 1/2 pires de chá de framboesa • 1 prato grande de alface roxa picada, broto de alfafa, tomate fatiado, endívias temperados com 1 porção do molho de manga • 1 porção da lasanha de acelga e cogumelos • 4 colheres (sopa) de cenoura cozida	• 1 tangerina	• 1 porção de sopa de batata-doce • 1 fatia média de queijo de minas frescal

Desjejum	Almoço	Lanche da tarde	Jantar
sexta-feira			
• 300ml de suco de abacaxi com hortelã • 1 fatia de pão integral com 1 colher (sopa) de requeijão cremoso desnatado • 1 xícara de chá de anis	• 1 maracujá • 1 prato grande de rúcula, alface lisa, cebola roxa, laranja em gomos, funcho fatiado, temperados com 1 porção de molho vinagrete • 1 porção de hambúrguer vegetariano • 4 colheres (sopa) de arroz integral	• 1 carambola	• 3 colheres (sopa) de purê de batatas • 2 colheres (sopa) de ricota • 4 colheres (sopa) de brócolis cozido polvilhado com 1 colher (sopa) de proteína de soja texturizada
sábado			
• 1 fatia de mamão com 1/2 copo de iogurte natural desnatado e 2 colheres de sopa de granola • 1 xícara de chá de endro	• 1/2 maça • 1 porção de salada de berinjela à israeli temperada com 1 porção de molho de iogurte com ervas • 1 porção de torta de verduras • 1 porção do abóbora com hortelã	• 3 ameixas	• 1 porção de sopa à brasileira
domingo			
• 1 taça de mingau de aveia com 2 1/2 colheres (sopa) de aveia em flocos médios misturada com farelo de aveia, 1 maçã ralada, 1 colher (chá) de uva-passa, canela a gosto e 1/2 colher (sopa) de mel	• 8 uvas roxas • 1 prato grande de radicchio, rabanetes em rodelas, 1 noz-pecã, 1 tomate em tiras e alface crespa temperados com 1 porção de molho de shoyu com gengibre • 1 porção de quibe de queijo e legumes • **sobremesa:** peras em calda com iogurte	• 9 morangos	• 1 prato grande de chuchu, abóbora e vagem cozidos • 4 colheres (sopa) de arroz integral

3ª semana – 1.200 calorias

Desjejum	Almoço	Lanche da tarde	Jantar
segunda-feira			
• 1 laranja • 1 fatia de pão de soja • 1 colher (sobremesa) de geleia de morango • 150ml de leite desnatado ou iogurte natural desnatado	• 1 kiwi • 1 prato grande com vagem, escarola, alface, funcho, repolho temperados com 1 porção de molho de abacaxi com hortelã • 1 porção de quiche de cogumelos • 1 batata média cozida	• 1 banana	• 1 porção de sopa de farelo de aveia • 1 fatia média de queijo de minas frescal
terça-feira			
• 200ml de iogurte natural • 3 unidades de morango • 3 biscoitos de nozes • 1 fatia média de queijo de minas frescal	• 1 fatia de abacaxi • 1 porção de salada de verão • 4 colheres (sopa) de arroz integral • 1 porção de abóbora com vinagrete quente de cogumelos	• 1 fatia grande de melancia	• 3 colheres (sopa) de purê de batatas • 1 porção de ervilha-torta com ervas
quarta-feira			
• 300ml de suco de melão com amoras • 1 fatia de pão de soja • 1 colher (chá) de manteiga • 1 xícara de chá de erva-doce	• 1 pêssego • 1 prato grande de pimentão verde e vermelho picados, cebola em rodelas, tomate, espinafre temperados com 1 porção de molho de ricota com hortelã • 1 porção de berinjela em camadas • 4 colheres (sopa) de alho-poró cozido com alho e um pouco de molho de tomate	• 1 maçã	• 2 fatias de pão integral • 2 colheres (sopa) de ricota temperada com pouco curry e cebola ralada • 1 banana cozida com canela e 1 colher (chá) de farelo de aveia
quinta-feira			
• 300ml de suco de laranja (colocar 1/4 de água) • 1 fatia de pão integral com 1/2 colher (sopa) de requeijão cremoso desnatado • 1 xícara de chá de erva-cidreira	• 1 maracujá • 1 porção da salada à camponesa • 1 porção de panquecas de espinafre e tofu • 3 colheres (sopa) de couve refogada	• 1 barrinha de cereal	• 1 porção da sopa de mandioquinha e agrião • 1 fatia média de queijo de minas frescal

	Desjejum	Almoço	Lanche da tarde	Jantar
sexta-feira	• 300ml de suco de goiaba • 1 fatia de pão de soja • 1 colher (sobremesa) de geleia de morango • 1 xícara de chá de camomila	• 1/2 maçã • 1 prato grande com alface lisa e roxa, couve-flor cozida, rabanete, 1 colher (chá) de gergelim torrado temperados com 1 porção do molho de manga • 1 porção de omelete (feito com 2 ovos, 1 fatia de queijo de minas frescal, tomate picado e cheiro-verde) • 4 colheres (sopa) de arroz integral	• 1 fatia média de melancia	• 1 porção da sopa de abobrinha • 2 colheres (sopa) de ricota temperada com um pouco de sal e cheiro-verde
sábado	• 1 banana com 2 colheres de sopa de aveia em flocos • 1 fatia média de queijo de minas frescal • 1 xícara de chá de canela	• 1/2 laranja • 1 prato grande de moyashi, pepino em rodelas, cenoura ralada, alface americana temperados com 1 porção do molho de vinagre balsâmico • 1 porção de tomate recheado à grega • 1 porção de arroz integral	• 1 pera	• 2 fatias de pão integral • 2 colheres (sobremesa) de patê feito com iogurte dessorado, sal, azeitonas picadas e orégano • 1 prato (sobremesa) de abóbora cozida salpicada de pouco sal e hortelã
domingo	• 1/2 papaia • 1 fatia de pão de soja • 1 colher (chá) de manteiga • 1 xícara de chá de maçã	• 1 caju • 1 porção de salada de repolho e agrião • 1 porção da lasanha de acelga e cogumelos • 1 porção de brócolis cozido • **sobremesa:** 1 porção de bavaroise de manga	• 2 ameixas-pretas	• 1 porção de sopa de alho-poró

4ª semana – 1.200 calorias

Desjejum	Almoço	Lanche da tarde	Jantar
segunda-feira			
• 300ml de suco de abacaxi com banana • 1 fatia de pão integral • 1/2 colher (sopa) de geleia de laranja • 1 xícara de chá de hortelã	• 1 damasco • 1 porção de salada suíça de vagem temperada com 1 porção do molho de tofu com gengibre • 1 porção de hambúrguer vegetariano • 1 porção de refogado à baiana	• 1 pêssego • 1 noz-pecã	• 1 porção de sopa de beterraba
terça-feira			
• 1 barra de cereal • 1 xícara de chá de erva--cidreira	• 1 maracujá • 1 prato grande com alface lisa, agrião, cogumelos, alho-poró, abóbora temperados com 1 porção do molho de abacaxi com hortelã • 1 porção de quibe de queijo e legumes • 1 porção de brócolis ao molho de tomate e limão	• 10 morangos	• 2 fatias de pão de soja • 2 colheres (sopa) de ricota temperada com picles picado
quarta-feira			
• 1 pera • 4 club gergelim • 1 fatia média de queijo de minas frescal • 1 xícara de chá de maçã com canela	• 1 fatia de abacaxi • 1 porção de salada de pepino e maçã • 1 porção de talharim à primavera • 1 porção de milho verde cremoso	• 2 laranjas	• 1 porção de sopa de tomate e funcho • 1 fatia de pão integral
quinta-feira			
• 300ml de suco de maçã, melancia e hortelã • 1 fatia de pão de soja • 1/2 colher (sopa) de geleia de amora • 1 xícara de chá de camomila	• 1 goiaba • 1 prato grande de rúcula, aipo, tomate, alface americana, moyashi, 1 fatia fina de melão temperados com 1 porção do molho vinagrete • 1 porção de repolho em pedaços • 4 colheres (sopa) de arroz integral • 1 concha média de lentilha ensopada	• 1 banana	• 2 batatas cozidas • 2 colheres (sopa) de ricota

Desjejum	Almoço	Lanche da tarde	Jantar
sexta-feira			
• 200ml de iogurte natural com 1 colher (sopa) de granola e 1/2 colher (sopa) de mel • 4 biscoitos de aveia • 1 xícara de chá de erva--doce	• 1/2 pires de chá de framboesa • 1 prato grande de alface crespa, cenoura ralada, funcho e agrião com 1 porção do molho de tofu com gengibre • 1 porção de berinjela em camadas • 1 porção de arroz integral	• 1/2 papaia	• 1 porção de sopa de farelo de aveia
sábado			
• 1 suco de mamão com morangos com 2 colheres (sopa) de aveia em flocos • 1 fatia média de queijo de minas frescal • 1 xícara de chá de endro	• 1/2 maçã • 1 prato grande de escarola, acelga, alface americana, cenoura ralada, palmito pupunha, broto de alfafa temperados com 1 porção do molho de iogurte e ervas • 1 porção de quiche de milho • 1 porção de abóbora com vinagrete quente de cogumelos	• 2 ameixas vermelhas • 1 castanha-do-pará	• 1 porção da sopa indiana de couve-flor
domingo			
• 1 caqui • 1 fatia de pão integral • 1 colher (sopa) de requeijão cremoso desnatado • 1 xícara de chá de canela	• 1 caju • 1 prato grande de repolho verde, alface roxa, pepino, rúcula, endívias temperados com 1 porção do molho de vinagre balsâmico • 1 porção de berinjela recheada à grega • 2 colheres (sopa) de arroz integral • **sobremesa:** 1 porção de frutas gratinadas	• 200 ml de iogurte natural desnatado com 1 colher (sopa) de farelo de aveia	• 1 porção de rolinhos primavera

Índice remissivo de receitas

Saladas

Sopas

Legumes

Pratos principais

Sobremesas

Pães e biscoitos

Sucos

Molhos para saladas

Receitas básicas

A Editora Senac Rio publica livros nas áreas de gastronomia, design, administração, moda, responsabilidade social, educação, marketing, beleza, saúde, cultura, comunicação, entre outras.

Visite o site www.rj.senac.br/editora, escolha os títulos de sua preferência e boa leitura.

Fique atento aos nossos próximos lançamentos!

À venda nas melhores livrarias do país.

Editora Senac Rio
Tel.: (21) 3138-1385 (Comercial)
comercial.editora@rj.senac.br

Disque-Senac: (21) 4002-2002

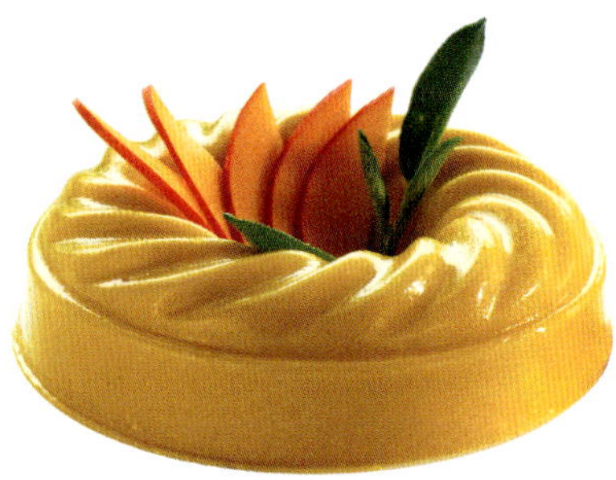

Este livro foi composto nas tipografias Bodoni Didot, Futura e Minion, por Ventura Design, e impresso por Walprint Gráfica e Editora Ltda., em papel *couché matte* 150g/m², para a Editora Senac Rio, em julho de 2011.

FSC
www.fsc.org
MISTO
Papel produzido a partir de fontes responsáveis
FSC® C101770